essentials

essentials liefern aktuelles Wissen in konzentrierter Form. Die Essenz dessen, worauf es als „State-of-the-Art" in der gegenwärtigen Fachdiskussion oder in der Praxis ankommt. *essentials* informieren schnell, unkompliziert und verständlich

- als Einführung in ein aktuelles Thema aus Ihrem Fachgebiet
- als Einstieg in ein für Sie noch unbekanntes Themenfeld
- als Einblick, um zum Thema mitreden zu können

Die Bücher in elektronischer und gedruckter Form bringen das Fachwissen von Springerautor*innen kompakt zur Darstellung. Sie sind besonders für die Nutzung als eBook auf Tablet-PCs, eBook-Readern und Smartphones geeignet. *essentials* sind Wissensbausteine aus den Wirtschafts-, Sozial- und Geisteswissenschaften, aus Technik und Naturwissenschaften sowie aus Medizin, Psychologie und Gesundheitsberufen. Von renommierten Autor*innen aller Springer-Verlagsmarken.

Weitere Bände in der Reihe https://link.springer.com/bookseries/13088

Michael Fröhlich · Jochen Mayerl ·
Andrea Pieter · Wolfgang Kemmler

Small-N und Big-N-Data in der Sportwissenschaft

Einführung in Forschungsdesign und Methoden

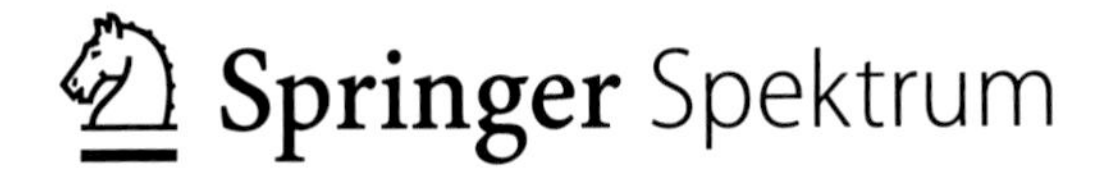

Michael Fröhlich
Fachgebiet Sportwissenschaft
TU Kaiserslautern
Kaiserslautern, Deutschland

Jochen Mayerl
Institut für Soziologie
Technische Universität Chemnitz
Chemnitz, Deutschland

Andrea Pieter
Psychologie und Pädagogik, Deutsche Hochschule für Prävention und Gesundheitsmanagement GmbH
Saarbrücken, Deutschland

Wolfgang Kemmler
Institut für Medizinische Physik und Mikrogewebetechnik, Universität Erlangen-Nürnberg, Radiologisches Institut Universitätsklinikum Erlangen
Erlangen, Deutschland

ISSN 2197-6708 ISSN 2197-6716 (electronic)
essentials
ISBN 978-3-658-35510-4 ISBN 978-3-658-35511-1 (eBook)
https://doi.org/10.1007/978-3-658-35511-1

Die Deutsche Nationalbibliothek verzeichnet diese Publikation in der Deutschen Nationalbibliografie; detaillierte bibliografische Daten sind im Internet über http://dnb.d-nb.de abrufbar.

Planung/Lektorat: Ken Kissinger
Springer Spektrum ist ein Imprint der eingetragenen Gesellschaft Springer Fachmedien Wiesbaden GmbH und ist ein Teil von Springer Nature.
Die Anschrift der Gesellschaft ist: Abraham-Lincoln-Str. 46, 65189 Wiesbaden, Germany

Was Sie in diesem *essential* finden können

- Einführung in Single-Case-Designs und deren Datenanalyse
- Grundlegende Informationen zur evidenzbasierten Praxis sowie zum Datenmanagement
- Potenzial von Big Data sowie methodologische Herausforderungen im Umgang mit Big Data

Vorwort

Liebe Leserinnen und Leser,
ergänzend zu unserem Buch „Einführung in die Methoden, Methodologie und Statistik im Sport" möchten wir im Rahmen dieser Essentials das Augenmerk auf die Besonderheiten des Umgangs mit kleinen und großen Datenmengen in der Sportwissenschaft legen. In komprimierter Form gehen wir den Fragen nach, wie Forschung am Einzelfall methodologisch durchgeführt wird, wie man die beste wissenschaftliche Evidenz in die (medizinische) Praxis integriert, wie im Rahmen von Forschungsprojekten erhobene Daten gesichert und öffentlich zugänglich gemacht werden und welche Möglichkeiten und Grenzen für die Wissenschaft mit Big Data verbunden sind.

September 2021 Die Autoren

Inhaltsverzeichnis

Single-Case-Design

1

1.1 Einleitung und Design-Typen

Forschungsmethodologisch ist die (Einzel)-*Fallstudie* oder *Case-Study* bzw. *Case-Report* vom *Single-Case-Design* oder *Single-Subject-Design* zu differenzieren. Während die Fallstudie versucht, möglichst ganzheitlich, explorativ, narrativ und deskriptiv Erkenntnisse im realen Feld (z. B. Untersuchung der Auswirkung eines 21-tägigen Höhentrainingslagers auf 2700 m Höhe auf das kardiopulmonale, metabolische, hormonelle System sowie auf die subjektive Belastungsverträglichkeit) über den Untersuchungsgegenstand (z. B. kenianische Marathonläufer in der Vorbereitung auf die Olympischen Spiele) zu erlangen und eine explizite Manipulation der unabhängigen Variablen oder Kontrolle von Treatment-Effekten ausbleibt (Crowe et al., 2011), versucht man im Single-Case-Design, die (Aus-)Wirkung einer Intervention (z. B. Training, Lernmethode) durch eine Interventions-Nachweisbeziehung zu erklären. Das heißt, die möglichst eindeutige Zuschreibung einer Wirkung (Effekt) unter standardisierten und kontrollierten Bedingungen wird angestrebt, indem alternative Erklärungen (z. B. Lern- und Testeffekte, Placeboeffekt, Spontanremission) weitgehend ausgeschlossen sein sollen und somit eine hohe interne Validität im Forschungsprozess angestrebt wird (Kratochwill et al., 2010). Vorrangiges Ziel des Single-Case-Design ist es somit, die Wirksamkeit (Effekt, Effektivität, Effizienz) einer Behandlung (Treatment) im Vergleich zur Nicht-Behandlung (Ausgangszustand), einer Scheinbehandlung (Placebointervention) oder einer oder mehrerer anderen Interventionen, bei i. d. R. einem Fall bzw. einer Person, zu zeigen.

M. Fröhlich et al., *Small-N und Big-N-Data in der Sportwissenschaft,* essentials,
https://doi.org/10.1007/978-3-658-35511-1_1

Unter dieser Perspektive ist das Single-Case-Design in weiten Teilen analog zum *Randomized-Controlled-Trial-Design* (RCT-Design), welches als Goldstandard für Interventionsstudien angesehen wird, zu verstehen (Fröhlich et al., 2020). Während beim RCT-Design jedoch empirische Evidenz (Effekt-Nachweis, Dosis-Wirkbeziehung) auf Gruppenebene (between- als auch within-group-Effekte) angestrebt wird (Hecksteden et al., 2018), versucht das Single-Case-Design bei einem einzelnen Fall oder einer geringen Anzahl an Fällen (N<10) den Wirkungsnachweis einer Intervention empirisch zu belegen (Price et al., 2015). Single-Case-Designs kommen somit immer dann zur Anwendung, wenn Erkenntnismöglichkeiten (z. B. komplexe Test- und Diagnoseverfahren) begrenzt (z. B. hoher apparativer Aufwand) sowie zeitlich (z. B. Wettkampf) und räumlich (z. B. geographische Lage) auf Gruppenebene schwer zu erheben sind. Darüber hinaus, wenn finanzielle und sonstige Ressourcen nur eingeschränkt vorhanden sind, ethische Aspekte sogleich Gruppeninterventionen ausschließen und der vertretbare Aufwand, homogene Untersuchungsgruppen zu untersuchen, nicht gegeben ist (allgemein Testökonomie) (Lobo et al., 2017). Zudem besitzen Single-Case-Designs gegenüber RCT-Studien weiterhin einen methodologischen Vorteil, wenn die Unabhängigkeit interindividueller Beobachtungswerte nur bedingt gegeben ist und die Fallauswahl nicht mehr als Zufallsstichprobe (z. B. Olympiasieger oder Weltmeister) deklariert werden kann (Pospeschill & Siegel, 2018, S. 12). Nach Kinugasa, Cerin und Hooper (2004, S. 1036 f.) besitzen Single-Case-Designs gegenüber Gruppen-Designs dahingehend Vorteile, dass einerseits eine rigorose, intersubjektiv nachprüfbare experimentelle Bewertung der Wirksamkeit einer Intervention für ein einzelnes Individuum gegeben ist und der Veränderungsprozess ausgewählter Indikatoren für ein Individuum gut nachvollzogen werden kann. Des Weiteren sind Single-Case-Designs prädestiniert für kleine spezifische Untersuchungsgruppen (z. B. Spitzensportler, Auswahlmannschaften), und wenn die Implementierung einer Maßnahme in spezifische Settings (z. B. besondere klimatische und geographische Bedingungen, Trainingsphasen) angestrebt wird, was allgemein das Hypothesentesten für diese Ausgangsbedingungen erleichtert (Morgan & Morgan, 2001).

►Unter *Single-Case-Design* bzw. *Single-Subject-Design* oder auch *Single-Case-Research* versteht man eine quantitative Forschungsstrategie, die im Gegensatz zur holistischen Einzelfallbetrachtung im Rahmen eines Fallberichts (Case-Study bzw. Case-Report) durch adäquate wiederholte Messung und Manipulation einer unabhängigen Variablen versucht, möglichst kausale Beziehungen zwischen Intervention(en) und Ergebnis durch geschicktes Studiendesign, Replikation oder Randomisierung zu ergründen. Darüber hinaus soll das Ergebnis intern valide und über den Einzelfall hinaus möglichst verallgemeinert (generalisiert) werden können. Ein Single-Case-Design (N-of-1-Study) muss sich dabei nicht explizit nur auf einen Fall bzw. eine Person (N = 1) beziehen, sondern kann prinzipiell als „Klein-N-Studien-Design" (N<10) interpretiert werden.

Single-Case-Design Studien versuchen daher, unter möglichst kontrollierten, wiederholten Bedingungen, die Outcomes (Effekte abhängiger Variablen) über die Zeit (mehrere Messzeitpunkte) sowie unter gleichen oder verschiedenen Treatmentbedingungen zu quantifizieren, wobei jeder Studienteilnehmer als seine eigene Kontrollgruppe anzusehen ist (Morgan & Morgan, 2001, S. 123). Im Gegensatz zu Gruppen-Designs ist bei Single-Case-Designs die Bestimmung der Outcome-Variable im Besonderen zu berücksichtigen, da sie im Wesentlichen die Wirkeffekte der Treatmentbedingungen anzeigt (Krasny-Pacini & Evans, 2018).

► Backman, Harris, Chisholm und Monette (1997, S. 1146) sehen u. a. als erforderliche Kriterien für die Durchführung eines Single-Case-Designs an: 1) die häufige und wiederholte Messung der abhängigen Variablen mit mindestens drei Datenpunkten pro Phase, 2) die Veränderungen der Treatmentvariablen, sowie die Analyse ihrer Auswirkungen auf die abhängige Variable sollen sorgfältig kontrolliert werden, 3) sowohl Treatment- als auch abhängige Variablen sind hinreichend zu spezifizieren und zu operationalisieren, 4) die Erhebungsmethoden sind genau zu definieren sowie reproduzierbar und zuverlässig zu gestalten, 5) Stör- und Moderatorvariablen sind sorgfältig zu kontrollieren, 6) eine unabhängige, in Teilen verblindete Bewertung der Messergebnisse ist anzustreben, 7) eine zufällige Auswahl der Versuchspersonen ist zu gewährleisten, 8) die graphische und statistische Auswertung der Daten und 9) die Fortführung bzw. Beibehaltung der Phase, bis diese einen stabilen Trend anzeigt.

Die wiederholten Bedingungen im Single-Case-Design werden dabei als *Phasen* bezeichnet und lassen sich in eine Phase ohne Behandlung (A) (*Baseline-Phase* bzw. *Anfangs-Phase*) und eine Phase mit Behandlung (B) (*Treatment-Phase* bzw. *Interventions-Phase*) unterscheiden. In der Baseline-Phase findet keine direkte Behandlung statt, wobei durch die mehrfache Messung implizit und explizit Veränderungen der Ausgangsbedingungen nicht ausgeschlossen werden können. Gerade bei physiologischen Parametern (z. B. Ruheherzfrequenz) und in humanwissenschaftlichen (z. B. Erhebung der Leistung in einem Aufmerksamkeitstest) bzw. sportwissenschaftlichen Kontexten (z. B. Messung der Sprunghöhe beim

Squat Jump-Test) ist eine intraindividuelle Variabilität in den Ausgangsbedingungen daher eher die Regel. In Anhängigkeit der Fragestellung und dem Aufwand der Mess- und Erhebungsprozedur sollte somit die Baseline-Messung hinreichend umfangreich, d. h. mindestens dreimal, besser fünfmal unter standardisierten Bedingungen durchgeführt werden, um somit die Variabilität in der Ausgangsbedingung abschätzen zu können (Backman et al., 1997; Kratochwill et al., 2013).

Eine stabile Baseline ist somit die Grundlage für die weitere Quantifizierung der Treatment-Phase und stellt das einfachste Single-Case-Design – *AB-Design* – dar. Die idealtypisch stabile Baseline (im Gegensatz zur instabilen Baseline) kann dabei zwei Formen annehmen: Baseline mit „konstantem Wert" und Baseline mit „konstanter Steigung" Abb. 1.1. Bei der Baseline mit konstantem Wert nehmen die einzelnen Messwerte (Parameter) den relativ gleichen Wert an bzw. schwanken nur gering um einen mittleren Wert, während bei der Baseline mit konstanter Steigung die einzelnen Messwerte mehr oder weniger kontinuierlich steigen oder fallen und/oder eine geringe bzw. größere Variabilität zeigen (Mangold, 2011).

Aus dem Vergleich zwischen Baseline-Phase und Treatment- bzw. Interventionsphase kann im AB-Design Abb. 1.2, sodann der Effekt der Treatment-Phase

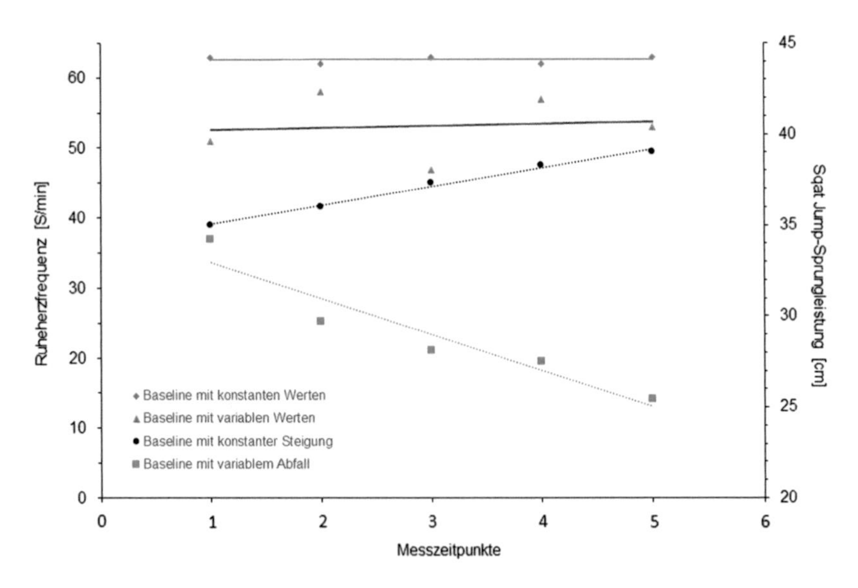

Abb. 1.1 Baseline-Messungen

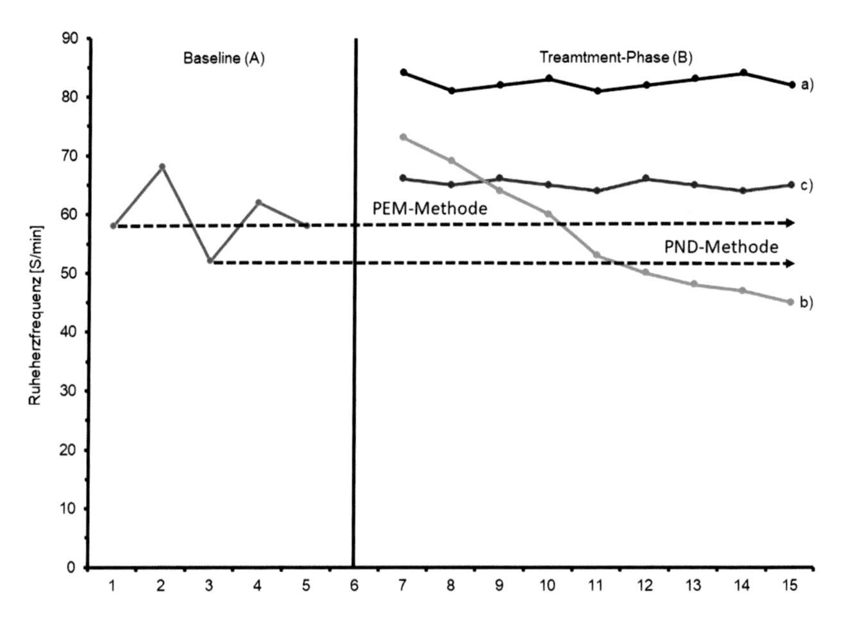

Abb. 1.2 AB-Single-Case-Design

abgeschätzt werden, indem sich a) die Messwerte der Treatment-Phase auf einem anderen *Niveau* befinden, b) die Messwerte eine andere *Steigung* angenommen haben (z. B. steiler, flacher oder sogar gegenläufig), oder c) sich die *Variabilität* der Messwerte verändert hat (z. B. geringere Streuung um den Mittelwert) (Backman et al., 1997, S. 1148).

Nach Kratochwill et al. (2010, S. 18) sowie Kratochwill et al. (2013, S. 31) ist die graphische Darstellung nicht nur für das AB-Design wesentlich, sondern auch für die weitergehenden Single-Case-Designs allgemein. Graphische Informationen zeigen sich dabei im 1) Niveau (z. B. Mittelwert, Standardabweichung, Konfidenzintervall, Variabilitätskoeffizient von jeweils Baseline-Phase, Treatment-Phase sowie in der Differenz von Baseline- zu Treatment-Phase), 2) Trend (z. B. steigend, fallend, kein Trend, Steigungskoeffizient, Art des Trends), 3) Variabilität (z. B. Range), 4) Direktheit der Auswirkung (z. B. Wert des letzten Datenpunktes in der Baseline-Phase), 5) Überschneidung (z. B. Anzahl der Datenpunkte in Baseline- und Treatment-Phase) sowie 6) Konsistenz der Datenmuster über ähnliche Phasen hinweg (z. B. Umkehrung, Replikation).

Da beim einfachsten AB-Single-Case-Design keine Randomisierung und Wiederholung der Baseline-Phase vorliegt, ist die interne Validität sowie die Übertragung (Generalisierung) der Ergebnisse jedoch sehr stark eingeschränkt und die Auswertung bezieht sich im Allgemeinen auf eine graphische Darstellung – im Hinblick auf Veränderung im Niveau, Veränderung im Anstieg, Vorhandensein oder Fehlen des Anstiegs und Änderung in der Variabilität – und einfache statistische Methoden wie *Non-Overlap-Indizes* (z. B. *Percentage of Non-Overlap Data [PND]* oder *Percentage of Data Exceeding the Median [PEM]*) und *Effektgrößenberechnungen* (Döring & Bortz, 2016; Lobo et al., 2017; Manolov et al., 2016; Pospeschill & Siegel, 2018; Scruggs & Mastropieri, 1998; Vannest & Ninci, 2015). Weitergehende oder alternative Non-Overlap-Berechnungen sowie deren Bewertung sind bei Chen et al. (2016), Lenz (2013), Manolov und Solanas (2009) sowie Parker et al. (2007) und Parker et al. (2011) beschrieben.

Beispiel

Das einfachste Non-Overlap-Maß ist der prozentuale Non-Overlap Index (*Percentage of Non-Overlap Data* [PND]), der sich wie folgt bestimmen lässt (Pospeschill & Siegel, 2018, S. 27): 1) Feststellen, welche Veränderung in der A- und B-Phase zu erkennen ist (Anstieg, Abfall, Steigung), 2) Bestimmung des maximalen (bei erwartetem Anstieg) oder (bei erwartetem Abfall) minimalen Wertes in der A-Phase, 3) der maximale oder minimale Wert in der A-Phase wird in die B-Phase mit einer Linie verlängert, 4) Bestimmung der Anzahl der Messpunkte in der B-Phase, die über oder unter der verlängerten Linie des Wertes aus 3) liegt und 5) die Anzahl der Messpunkte aus 4) wird durch die Gesamtzahl der Messpunkte in der B-Phase dividiert und mit 100 multipliziert. Als grobe Einschätzung werden Werte von <50 % als kein Effekt, 50–70 % als fraglicher Effekt, 70–90 % als mittlerer Effekt und Werte >90 % als großer Effekt interpretiert (Scruggs & Mastropieri, 1998, S. 224). Da beim PND die Variabilität in der Baseline-Phase unberücksichtigt bleibt, wird beim *Points Exceeding a Median* [PEM] der Median der jeweiligen A-Phase als Referenzpunkt genutzt (u. a. robuster gegen Ausreißer). Die weitere Vorgehensweise ist analog zur Berechnung des PND Abb. 1.2.◂

Da sich im einfachsten AB-Single-Case-Design keine kausalen Aussagen im Hinblick auf die Effekte der Treatment-Phase ableiten lassen (z. B. Zeiteffekte sind i. d. R. unkontrolliert und interkorreliert), werden im Folgenden weitere Single-Case-Designs vorgestellt, die weitergehende Interpretationen zulassen (Kinugasa et al., 2004; Krasny-Pacini & Evans, 2018; Price et al., 2015). Eine erste Verbesserung und Erweiterung des ursprünglichen AB-Designs stellt das sogenannte *Withdrawal-Design* (engl. Entzug) oder *ABA-Design* dar. Bei diesem wird nach der eigentlichen Treatment-Phase noch einmal eine zweite Baseline-Phase angeschlossen, um so die Effekte der Treatment-Phase besser einschätzen zu können. Das bedeutet, durch den Vergleich der beiden Baseline-Phasen (A) kann die Wirksamkeit (Effekt) der Treatment-Phase (B) quantifiziert werden. Hat sich z. B. durch ein mehrwöchiges Ganzkörper-Elektromyostimulations-Training die subjektive Einschätzung von unspezifischen Rückenschmerzen von einer Baseline-Phase vor der Intervention, zu einer Baseline-Phase nach der Intervention verbessert, so wäre dies ein Indiz für die Wirksamkeit der Intervention (Berger et al., 2021). Inwieweit diese Effekte jedoch reproduzierbar und auch zeitlich stabil sind, müssten weitere Varianten des Withdrawal-Designs identifizieren, auf die nachfolgend noch kurz eingegangen wird.

▶ Das *Withdrawal-Design* (engl. Entzug) oder *ABA-Design* ist eine Erweiterung des AB-Designs, bei dem das Treatment während einer (ABA) oder mehrerer Phasen (ABABA) wieder entfernt bzw. entzogen wird. Ein typisches Withdrawal-Design besteht zunächst aus drei bis fünf Messungen zur Bestimmung einer Baseline (A). Danach folgt eine Treatment-Phase (B), der sich wiederum eine oder mehrere Baseline-Phasen (A) anschließen. Werden mehrere Baseline- und Treatment-Phasen hintereinandergeschaltet, so kann festgestellt werden, inwieweit der Effekt der Intervention reproduzierbar (ABABA) oder zeitlich stabil (ABAAA) ist, was die Evidenz der Aussage erhöht.

Eine erste und einfache Erweiterung des Withdrawal-Designs – um die Reproduzierbarkeit der Effekte zu steigern – besteht in der mehrfachen Wiederholung der AB-Phasen, wobei das komplette Single-Case-Design entweder mit einer Baseline- (ABABA) oder einer Treatment-Phase (ABABAB) enden kann. Kratochwill et al. (2013, S. 28) fordern hierbei, dass mindestens vier Phasen mit jeweils drei bis vier Messzeitpunkten pro Phase absolviert werden. Alternativen dazu wären eine zweite andere Treatment-Phase (C) (z. B. eine weitere Trainingsmethode wie Ganz-Körpervibration) wie im ABACA-Design oder eine Stufung in der Stärke der Treatment-Phase (B) unter sonst gleichen Bedingungen (z. B. Erhöhung der Trainingshäufigkeit pro Woche in den verschiedenen Treatment-Phasen) ($AB_1AB_2AB_3A$). Um die zeitliche Stabilität weiter zu ergründen, erfährt das einfache Withdrawal-Design eine Ergänzung durch zusätzliche Baseline-Phasen nach der eigentlichen Treatment-Phase (B), was u. a. im Designtyp ABABAAA zum Ausdruck kommt. Eine sehr praxistaugliche Sonderform des klassischen Withdrawal-Designs stellt das BAB-Design im Kontext der Sportwissenschaft dar. Hier wird eine Treatment-Phase (B) (z. B. eine Trainingsphase am Ende einer laufenden Saison) durch eine Baseline-Phase (A) (z. B. Detrainings-Phase wie off-season) unterbrochen, und es folgt danach wiederum eine erneute Treatment-Phase (B) (z. B. Wiedereinstieg in das Trainingsprogramm in der neuen Saison) (Kinugasa et al., 2004). Die Aussagekraft dieses pragmatischen Design-Typs ist jedoch eingeschränkt, da man im Allgemeinen davon ausgehen muss, dass sich das Niveau bzw. der Ausgangszustand in den beiden B-Phasen durch zahlreiche intervenierende Variablen per se unterscheidet.

Insgesamt sind bei Withdrawal-Designs jedoch ebenfalls einige methodologische Aspekte zu berücksichtigen: Erstens muss es ethisch legitimiert sein, die Behandlung (Treatment) auszusetzen (z. B. bei einem etablierten medizinischen Aufbautraining in der Therapie nach Kreuzbandverletzung schwer möglich) und zweitens sollte die abhängige Variable eine Reversibilität aufweisen (z. B. Maximalkraft kehrt nach einer Detrainings-Phase wieder auf das Ausgangsniveau zurück) (Backman et al., 1997, S. 1146). Drittens sind sogenannte *Carry-over-Effekte* (Überlagerung durch zeitlich verzögerte Wirksamkeit wie Anpassungen durch frühere Maßnahmen) prinzipiell nicht auszuschließen (z. B. bei ABACA-Designs mit verschiedenen Treatment-Phasen) und viertens sind individuelle Reifungs- und Entwicklungsprozesse zu berücksichtigen (z. B. bei längerfristigen Interventionen bei Kindern und Jugendlichen), wenn Aussagen aus Withdrawal-Designs interpretiert werden sollen.

Neben dem Withdrawal-Design gibt es noch zwei weitere Single-Case-Design-Typen, die in Teilen Carry-over-Effekte sowie Reifungs- und Entwicklungseffekte berücksichtigen und somit eine höhere interne Validität besitzen: Einerseits das *Multiple-Baseline-Design* und andererseits das *Alternating-Treatment-Design* (Kinugasa et al., 2004; Lobo et al., 2017; Pospeschill & Siegel, 2018). Die prinzipielle Grundidee des Multiple-Baseline-Designs besteht darin, dass die Baseline-Phase eine unterschiedliche Dauer (Messzeitpunkte) annehmen kann, die sich wiederum im Hinblick auf a) mehrere verschiedene Probanden und eine abhängige Variable *(Multiple-Baseline-Across-Subjects)* Abb. 1.3, b) unterschiedliche Settings/Anwendungsgebiete *(Multiple-Baseline-Across-Settings)* und

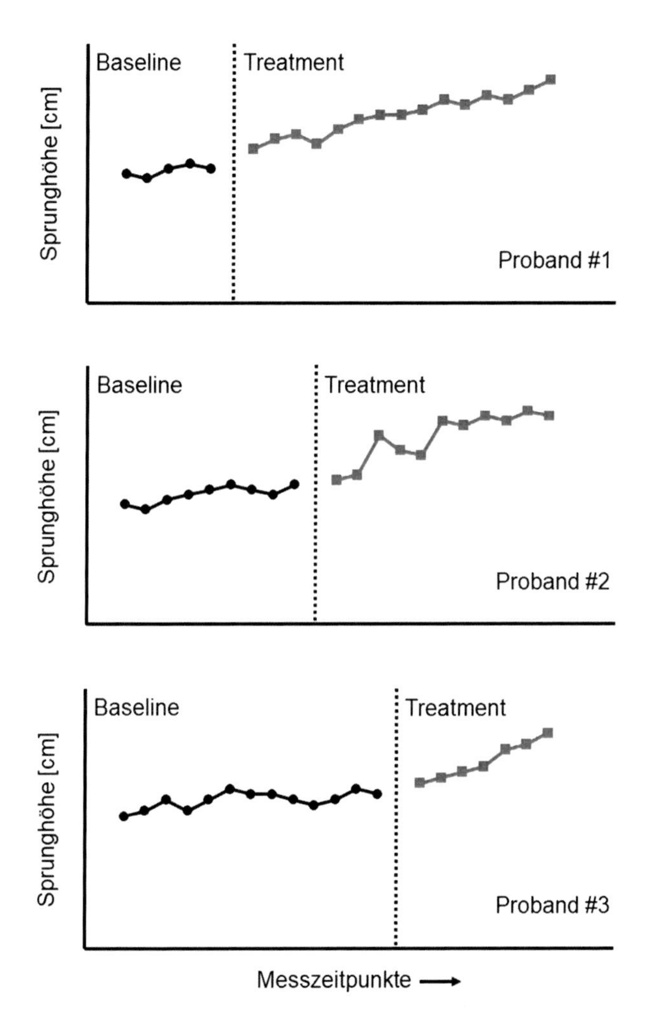

Abb. 1.3 Multiple-Baseline-Across-Subject-Design

c) verschiedene Verhaltensweisen/Aufgabenstellungen *(Multiple-Baseline-Across-Behavior)* bei jeweils einer Person bzw. einem Probanden differenzieren lässt (Backman et al., 1997, S. 1147).

Beispiel

Beim *Multiple-Baseline-Across-Subject-Design* werden die Dauer bzw. Länge der Baseline-Phasen bei mehreren Probanden variiert Abb. 1.3. Das bedeutet, die verschiedenen Probanden verbleiben unterschiedlich lange in der Baseline-Phase, sodass u. a. Spontan-, Placebo-, Lern- und Testeffekte identifiziert werden können.

Das *Multiple-Baseline-Across-Settings-Design* variiert, wie der Name schon andeutet, die Dauer der Baseline-Phase anhand verschiedener Settings (z. B. Messung der Sprunghöhe im CMJ anhand einer Kontaktmatte in der Sporthalle, im Labor und im Klassenzimmer).

Im *Multiple-Baseline-Across-Behavior-Design* wird bei einem Probanden untersucht, wie sich eine zeitversetzte Intervention-/Treatment-Phase auf mehrere voneinander unabhängige Verhaltensweisen bzw. Aufgabenstellungen (z. B. Sprunghöhe, Ruheherzfrequenz, subjektive Belastungseinschätzung) der Baseline-Phase auswirkt.◀

Wie beim Withdrawal-Design sind jedoch auch beim Multiple-Baseline-Design verschiedene methodologische Limitation sowie testökonomische Aspekte zu berücksichtigen (Kinugasa et al., 2004, S. 1040):

1. Der Outcome, das Setting und die Probanden können interagieren, sodass die „eigentlich" kontrollierten Effekte überlagert sind.
2. In der Baseline-Phase ist eine erhebliche Anzahl an Messungen erforderlich, um die Interventionseffekte der Treatment-Phase hinreichend bestimmen zu können.
3. Die abhängige Variable in der Baseline-Phase kann prinzipiell vor der Anwendung der Intervention aufgrund von Übungseffekten und anderen Störfaktoren beeinflusst sein.

Diese Einschränkungen und Limitationen berücksichtigend, wird folgend noch kurz auf das Alternating-Treatment-Design eingegangen (Barlow & Hayes, 1979). Das Alternating-Treatment-Design detektiert den Treatment-Effekt von zwei oder auch mehreren Interventionen auf dieselbe abhängige Variable bei einer Person bzw. einem Probanden. Das heißt, durch den „schnellen" Wechsel von zwei oder mehreren Behandlungen (i. d. R. werden die Behandlungen randomisiert), von Sitzung zu Sitzung (Messzeitpunkte) oder innerhalb von Sitzungen, soll der relative Wirksamkeitsnachweis der Treatment-Phase gezeigt werden. Der Wechsel der Behandlungen kann dabei z. B. von Vormittag zu Nachmittag, von Tag zu Tag oder von Woche zu Woche stattfinden (Kratochwill et al., 2010). Das alternierende Treatment-Design wird daher auch als *„between-series"*-Strategie bezeichnet, bei der man Ergebnisse zwischen zwei separaten Serien von Datenpunkten vergleicht (Kinugasa et al., 2004, S. 1040). Der zentrale Vorteil des Alternating-Treatment-Designs zum einfachen AB-Design besteht dabei darin, dass die Behandlungen in der Treatment-Phase randomisiert durchgeführt und somit mögliche Reihenfolgeeffekte neutralisiert werden (Barlow & Hayes, 1979). Des Weiteren ist kein Aussetzen oder eine Rücknahme der Treatment-Phase erforderlich und die Phasen können insgesamt kürzer gestaltet werden.

In der Zusammenfassung zu den verschiedenen Single-Case-Design-Typen kann konstatiert werden, dass – wie in jedem anderen Versuchsdesign auch – jeweils bestimmte Vor- und Nachteile gegeneinander abgewogen und definierte Standards eingehalten werden müssen (Kratochwill et al., 2010). Bei der Wahl „geeigneter" Single-Case-Designtypen sind somit immer die verfügbaren Ressourcen wie Zeit, räumliche, finanzielle und personelle Rahmenbedingungen, Verfügbarkeit und Compliance der Probanden, die jeweilige Fragestellung und aktuelles Hintergrundwissen zum zu untersuchenden Gegenstand sowie zu teststatistischen Aspekten wie Regression zur Mitte zu berücksichtigen.

1.2 Datenanalyse

Neben den grafischen Darstellungen zur Abschätzung von Baseline-Treatment-Effekten, haben sich in den letzten Jahren zahlreiche teststatistische Verfahren und Methoden zur Hypothesenprüfung etabliert (Kinugasa et al., 2004). Vorab sei jedoch vermerkt, dass grafische Methoden einen wesentlichen Beitrag zur Verdeutlichung von Baseline-Treatment-Effekten leisten (Brossart et al., 2006) und die Grundlage für einfache statistische Methoden wie Non-Overlap-Maße (z. B. Percentage of Non-overlap Data [PND], Percentage of Data Exceeding the Median [PEM], Percentage of All Non-overlap Data [PAND], Tau-U) darstellen (Chen et al., 2016; Parker et al., 2007, 2011; Smith, 2012; Vannest & Ninci, 2015). Einen webbasierten Kalkulator zu verschiedenen Non-Overlap-Verfahren und Softwareprogrammen findet man bspw. unter http://www.singlecaseresearch.org/ bzw. unter https://cran.r-project.org/web/packages/SingleCaseES/ sowie einen Graphik-Konverter zur Erstellung von Single-Case-Design-Darstellungen unter https://www.interventioncentral.org/teacher-resources/graph-maker-free-online frei verfügbar, sodass im Weiteren darauf nicht näher eingegangen wird (vgl. Bulté & Onghena, 2013; Pospeschill & Siegel, 2018, S. 26 ff.).

Grundlegend ist bei der teststatistischen Prüfung von Single-Case-Designs zu bedenken, dass es sich bei den Messungen in den verschiedenen Phasen nicht um unabhängige, sondern um abhängige Messungen bzw. Erhebungen von Messparametern handelt, was bei der Interpretation der Ergebnisse prinzipiell zu berücksichtigen ist. Darüber hinaus beziehen sich die folgenden exemplarischen Auswertungen „nur" auf die individuellen Veränderungsverläufe einer Person bzw. eines Probanden und nicht auf den statistischen Vergleich einer einzelnen Person mit einer anderen Person oder einer Vergleichsgruppe (z. B. Einzelfalldiagnostik und Vergleich mit Normwerten). Des Weiteren sind auch Single-Case-Analysen bei einer Person, welche mindestens 50 Messungen oder mindestens acht Untersuchungsphasen zugrunde legen (z. B. Zeitreihenanalysen bzw. Randomisierungstests) ausgeklammert. Der interessierte Leser sei für diese und weitere Auswerteverfahren wie kritische Differenz, diagnostische Valenz, Testprofile, Permutationstest, Iterationshäufigkeitstests etc. auf Bortz et al. (2000), Döring und Bortz (2016) sowie Pospeschill und Siegel (2018) verwiesen.

Da bei individuellen Veränderungen von Baseline- zu Treatment-Phase im Allgemeinen weniger die teststatistische Signifikanzprüfung als vielmehr die Einschätzung des Effekts zwischen den Phasen relevant ist, wird hierauf nunmehr näher eingegangen. In diesem Zusammenhang haben sich drei wesentliche Effektgrößenmaße bei Single-Case-Designs etabliert (Lobo et al., 2017, S. 8 ff., Smith, 2012, S. 17):

1. Standardisierte mittlere Differenz Cohens d
2. Standardisierte mittlere Differenz Glass Δ
3. Standardisierte mittlere Differenz mit Korrektur für kleine Stichproben Hedges g

Wesentliche Vorteile dieser Effektgrößenmaße sind, dass sie die individuelle Effektivität (u. a. praktische Relevanz) quantifizieren, einfach zu berechnen sind, Vergleiche zwischen verschiedenen Personen zulassen und im Sinne einer Generalisierung „global" zusammengefasst und interpretiert werden können (z. B. Datenaggregation, Metaanalysen).

Obwohl sich primär Cohens d als Effektgrößenmaß für Stichproben-Mittelwertunterschiede etabliert hat (Cohen, 1988), findet dieses zusehends ebenfalls bei Single-Case-Designs Anwendung (Lobo et al., 2017). Im Gegensatz zu Stichprobengruppen bezieht sich die standardisierte Mittelwertdifferenz hierbei jedoch auf die beiden Phasen (Baseline [A] und Treatment [B]) und kann wie folgt berechnet werden.

$$\text{Cohens } d = \frac{\overline{x_A} - \overline{x_B}}{\sqrt{\left(S_A{}^2 + S_B{}^2\right)/2}} \quad (1.1)$$

Bei gleicher Stichprobengröße (Messwerte bzw. Datenpunkte in den Phasen) wäre die Varianz nach Gl. 1.2 zu berechnen.

$$S_i{}^2 = \frac{1}{n-1} \sum_{j=1}^{n} \left(x_{ji} - \overline{x}_i\right)^2 \quad (1.2)$$

Da sich durch die Intervention in der B-Phase, i. d. R. auch die Varianz der Treatment-Phase ändert, kann Glass Δ verwendet werden, da hier nur die Standardabweichung der A-Phase (Baseline) berücksichtig wird.

$$\text{Glass } \Delta = \frac{\overline{x_A} - \overline{x_B}}{S_A} \quad (1.3)$$

Für ungleiche Stichprobengrößen (Messwerte bzw. Datenpunkte in den Phasen) und bei „kleinen[1]" Messwertreihen kann statt auf Cohens d auf Hedges g als Effektgrößenmaß verwiesen werden (für Multiple-Baseline-Design siehe Hedges et al., 2013).

$$\text{Hedges } g = \frac{\overline{x_A} - \overline{x_B}}{S^*_{\text{pooled}}} \quad (1.4)$$

Die Modifikation zu Cohens d besteht dabei lediglich darin, dass die Standardabweichung die ungleichen Stichprobengrößen (sogenannte gepoolte Standardabweichungen) berücksichtigt und für „kleine" Stichproben (Messwerte) erwartungstreuere Schätzer liefert (Turner & Bernard, 2006). Die Berechnung der gepoolten Standardabweichung folgt nach Gl. 1.5.

$$S^*_{\text{pooled}} = \sqrt{\frac{(n_A - 1)S_A{}^2 + (n_B - 1)S_B{}^2)}{n_A + n_B - 2}} \quad (1.5)$$

[1] Cohens d liefert für kleine Stichproben keine erwartungstreuen Schätzer, kann aber nach Turner und Bernard (2006, S. 45) korrigiert werden. Hedges g = Cohens d * (1–3/(4 (n_A + n_B)–9).

Nach Cohen (1988) lassen sich Effektgrößen anhand einer weitgehend akzeptierten Faustformel in kleine ($d \leq 0{,}20$), mittlere ($d = 0{,}50–0{,}80$) und große ($d \geq 0{,}80$) Effekte einteilen (zur Interpretation weiterer Effektmaße wie Non-Overlap-Indizes siehe Vannest & Ninci, 2015). Insgesamt gilt bei diesen Faustformelwerten jedoch zu berücksichtigen, dass diese vom jeweiligen Forschungsgebiet und vom Setting der Untersuchung abhängen und beim Umrechnen in andere äquivalente Effektmaße teilweise inkonsistente Werte liefern. Des Weiteren ist zu berücksichtigen, dass z. B. „kleine" Treatment-Effekte im Spitzensport eine hohe Relevanz besitzen und „große" Effekte im Freizeitsport Ausdruck hoher Anpassungsfähigkeit darstellen können. Zur Einschätzung von Effektgrößen und deren Interpretation in der Sportwissenschaft bzw. in sportlichen Kontexten siehe Fröhlich et al. (2009).

In Analogie zu den einfach zu berechnenden Effektgrößenmaßen, lässt sich mithilfe der abschließend dargestellten C-Statistik prüfen, inwieweit sich Baseline- und Treatment-Phase statistisch signifikant voneinander unterscheiden. Durch die Berechnung von Z für die Baseline-Phase und sodann für Z von Baseline- und Treatment-Phase, kann der Effekt der Intervention abgeschätzt werden, wobei $Z = C/S_C$ und x_i den *i-ten* Datenpunkt und n die Gesamtdatenpunktanzahl darstellen.

Die C-Statistik kann nach Tryon über Gleichung Gl. 1.6 und der Standardfehler S_C über Gl. 1.7 bestimmt werden (DeCarlo & Tryon, 1993; Tryon, 1982). Die kritischen Werte für die C-Statistik (Z-Werte der Normalverteilung) sowie für ausgewählte Fallzahlen sind ebenfalls bei Tryon (1982, S. 425) sowie in gängigen Statistikwerken zu finden.

$$C = 1 - \frac{\sum_{i=1}^{n-1}(x_i - x_{i+1})^2}{2\sum_{i=1}^{n}(x_i - \overline{x})^2} \tag{1.6}$$

$$S_C = \sqrt{\frac{n-2}{(n-1)(n+1)}} \tag{1.7}$$

Beispiel

Anhand der Baseline-Werte wird die Umsetzung der C-Statistik kurz skizziert Tab. 1.1. Analog zur Berechnung der Baseline müsste für die Abschätzung der Intervention die C-Statistik für den vollständigen Datensatz – ergänzt durch die

Tab. 1.1 Ablaufschritte zur Berechnung der C-Statistik

Datenpunkte	Baseline-Werte	Schritt 1 $(x_i - x_{i+1})$	Differenz D	Schritt 2 $(x_i - x_{i+1})^2$	Differenz D^2	Schritt 4 $(x_i - \overline{x})$	Differenz D	Differenz D^2
1	58					58−59,3	−1,3	1,69
2	60	58−60	−2	$(-2)^2$	4	60−59,3	0,7	0,49
3	58	60−58	2	$(2)^2$	4	58−59,3	−1,3	1,69
4	62	58−62	−4	$(-4)^2$	16	62−59,3	2,7	7,29
5	58	62−58	4	$(4)^2$	16	58−59,3	−1,3	1,69
6	59	58−59	−1	$(-1)^2$	1	59−59,3	−0,3	0,09
7	60	59−60	1	$(1)^2$	1	60−59,3	0,7	0,49
Schritt 3 Mittelwert	**59,3**			**Summe**	**42**		**Summe**	**13,43**

Werte der B-Phase – angewendet werden. Zur Verdeutlichung wird folgend die Baseline-Phase zunächst anhand der Ruheherzfrequenzwerte 58, 60, 58, 62, 58, 59 und 60 Schläge/min auf Stabilität geprüft.

1. Schritt 1: Jeder Datenpunkt wird von seinem nachfolgenden Datenpunkt subtrahiert (z. B. der erste vom zweiten, der zweite vom dritten usw.)
2. Schritt 2: Die Differenz aus Schritt 1 wird quadriert und die Summe gebildet.
3. Schritt 3: Berechnung des Mittelwerts der Datenpunkte der Baseline ($58 + 60 + 58 + 62 + 58 + 59 + 60/7 = 59{,}3$).
4. Schritt 4: Von jedem Datenpunkt wird der Mittelwert subtrahiert und dann die Differenz quadriert und sodann die Summe gebildet.
5. Schritt 5: Die Summe aus Schritt 4 wird mit 2 multipliziert ($2 \times 13{,}43 = 26{,}86$)
6. Schritt 6: Die Summe aus Schritt 2 und die Summe aus Schritt 5 werden in die C-Statistik-Formel nach Gl. 1.6 eingegeben ($C = 1 - (42/26{,}86)$: $C = -0{,}56$.
7. Schritt 7: Der Standardfehler wird mit n = Anzahl der Datenpunkte über Gl. 1.7 berechnet ($S_C = 0{,}32$).
8. Schritt 8: Der Z-Wert wird über C/S_C bestimmt ($Z = -0{,}56/0{,}32 = -1{,}75$)
9. Schritt 9: Der berechnete Z-Wert wird mit dem kritischen Z-Wert in der Standardnormalverteilung verglichen (da der berechnete Z-Wert geringer ist als der kritische Z-Wert, kann man davon ausgehen, dass die Baseline stabil ist).◄

1.3 Evidenzkriterien und Ablaufschema

Im Gegensatz zu den weit verbreiteten Qualitätskriterien zur Durchführung und Einschätzung von RCT-Designs sowie zur methodischen Qualität von Primärstudien (z. B. CONSORT-Richtlinien) und der evidenzbasierten Praxis (z. B. PEDro-Skala) (Greenhalgh, 2015; Higgins et al., 2019; Moher et al., 2001, 2009; Sherrington et al., 2000), sind die Instrumente zur Qualitätsbeurteilung von Single-Case-Designs weit weniger etabliert, und die Kriterien selbst unterliegen einer größeren Variabilität.

Um diese Lücke zu schließen, wurden u. a. von Smith (2012), Tate et al. (2016a) und (2016b), sowie von der What Works Clearinghouse (2020) Handlungsempfehlungen zur Durchführung und zur Einschätzung von Qualitätskriterien für Single-Case-Designs publiziert, auf die abschließend kurz eingegangen wird.

Prinzipiell können jeweils drei Qualitätsstufen und drei Evidenzklassen von Single-Case-Designs unterschieden werden (Kratochwill et al., 2010, 2013; Lobo et al., 2017). Die Qualitätsstandards klassifizieren in „Standards erfüllt", „Standards mit Vorbehalt erfüllt" oder „Standards nicht erfüllt" und werden nach folgenden Kriterien differenziert: 1) Systematische und kontrollierte Manipulation der unabhängigen Variable, 2) Grafische Veranschaulichung der Evidenz in den verschiedenen Dimensionen wie Stabilität, Trend, Überlappung etc., 3) mindestens drei Versuche mit genügend Datenpunkten, um den Nachweis eines Interventionseffekts zu bewerten, 4) adäquate Outcomes sind definiert und hinreichend operationalisiert, 5) Wirksamkeitsnachweis kann der Intervention zugeschrieben werden.

Die Evidenzklassen selbst werden in Bezug auf die Wirksamkeitszuschreibung unterschieden und umfassen sechs Merkmale wie Niveau, Trend, Variabilität, Direktheit der Auswirkung, Überschneidung und Konsistenz der Datenmuster im Hinblick auf „starke Evidenz eines kausalen Zusammenhangs", „moderate Evidenz eines kausalen Zusammenhangs" oder „keine Evidenz eines kausalen Zusammenhangs" (What Works Clearinghouse, 2020, S. E.6). Nur für die ersten beiden Evidenzklassen sollte im Weiteren die Berechnung einer Effektgröße vorgenommen werden.

Im Kontext der Qualitätsverbesserung sowie zur Planung und Studienkonzeption, zur Unterstützung bei der Manuskripterstellung und der Überprüfung im Rahmen eines Reviewprozesses, wurden die Single-Case-Reporting Guidelines als Checkliste – SCRIBE – formuliert (Tate et al., 2016a, S. 14, 2016b, S. e7 f.). Diese sollten analog zu den CONSORT-Richtlinien weitergehend Verbreitung finden und als Ablaufschema für Single-Case-Designs dienen. Zusammenfassend lässt sich für Single-Case-Designs konstatieren:

1. Qualitativ hochwertige Forschung mit hoher Evidenz bei einer begrenzten Anzahl von Probanden ist gegeben,
2. die Wirkung einer Intervention für einzelne Probanden und neuartige Ansätze (z. B. Trainingsmethoden, Therapiekonzepte) kann erforscht und evaluiert werden,
3. Single-Case-Designs folgen einer methodologischen Ablaufstruktur und
4. Evidenzkriterien analog zu RCT-Designs sollten Berücksichtigung finden.

Evidenzbasierte Praxis und Datenmanagement

2

Evidenzbasierte Praxis (EBP) ist als „der gewissenhafte, ausdrückliche und vernünftige Gebrauch der gegenwärtig besten externen, wissenschaftlichen Evidenz für Entscheidungen in der medizinischen Versorgung individueller Patienten" definiert (Cochrane Deutschland; siehe https://www.cochrane.de/de/ebm).

► *Evidenz basierte Praxis* (EBP) ist ein systematischer Ansatz für (i. d. R. klinische) Fragestellungen, der die Integration von bester verfügbarer Evidenz einerseits und klinischer Expertise sowie Patientenwerten andererseits erlaubt. Die Adressierung einer Fragestellung via EBP folgt dabei immer einem klaren Schema (Kemmler et al., 2020). Nach strukturierter Formulierung einer suchtauglichen Fragestellung und systematischer Recherche in relevanten Literaturdatenbanken, wird die methodische Studienqualität der identifizierten Studien über geeignete Bewertungscores eingeordnet. Im Weiteren erfolgt die Überprüfung, ob die aus den ausgewählten Publikationen („Treffer") ermittelten Evidenzen auf den vorliegenden Fall Anwendung finden können. Falls dies zutrifft, kann die vorgesehene Fragestellung bzw. das Vorhaben entsprechend adressiert werden. Eine Dokumentation oder Publikation der eigenen (belastbaren) Ergebnisse in zugänglichen Organen ist wünschenswert, um zu einer höheren Evidenz im Spannungsfeld bzw. in der Scientific Community beizutragen.

Die Praxis der „Evidence based Medicine" (EbM) bedeutet die Integration individueller klinischer Expertise mit der bestverfügbaren Evidenz aus systematischer, klinisch relevanter Forschung (Sackett et al., 1997) unter Berücksichtigung

M. Fröhlich et al., *Small-N und Big-N-Data in der Sportwissenschaft*, essentials, https://doi.org/10.1007/978-3-658-35511-1_2

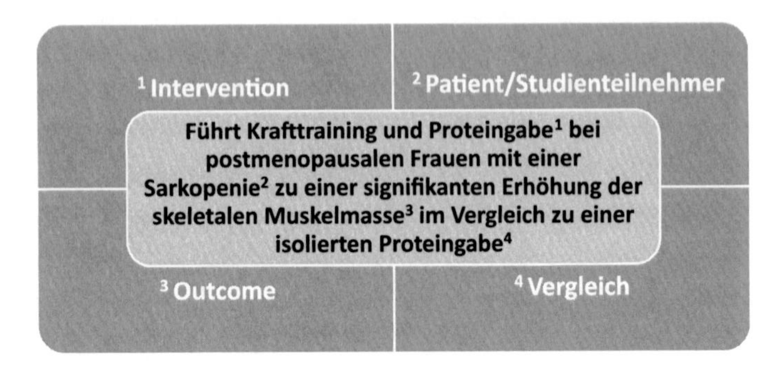

Abb. 2.1 Suchtaugliche Formulierung nach dem PICO-Schema. (Eigene Grafik)

der Werte und Wünsche des Patienten und folgt dabei einem systematischen Ablaufschema.

2.1 Evidence based Medicine – Ablaufschema

Die Adressierung einer klinischen Fragestellung via Evidence based Medicine verläuft in fünf Schritten auf die im Weiteren dezidiert eingegangen wird (Kemmler et al., 2020a):

2.1.1 Formulierung einer präzisen „suchtauglichen" Fragestellung

Die strukturierte Fragestellung, nach der in den einschlägigen Datenbanken zielgerichtet und treffsicher recherchiert werden kann, orientiert sich in der Regel am PICO (Population-Intervention-Comparison-Outcome) Schema (Kemmler et al., 2020b) Abb. 2.1.

2.1.2 Systematische Recherche in Literaturdatenbanken

Die Stichwortsuche ist die häufigste Methode bei der Literaturrecherche (Burns & Grove, 2001). Dazu muss eine ausreichende Anzahl relevanter Schlüsselbegriffe verwendet werden, um auch Beiträge (z. B. Journal-Artikel, Kongressbeiträge,

Monografien) zu erfassen, in denen Autoren möglicherweise andere Begriffe nutzen. Die systematische Literaturrecherche folgt i. d. R. ebenfalls einem definierten Ablaufschema und untergliedert sich in (Kemmler et al., 2020b):

Suchstrategien entwickeln: Ausgehend von der Forschungsfrage Abb. 2.1 erfolgt zunächst eine Aufteilung der Fragestellung in ihre Hauptkomponenten. Beispiel (Englisch): „resistance exercise“, „postmenopausal women“, „skeletal muscle mass“, „protein supplementation“.

Erweiterung des Suchumfeldes: Danach folgt die Erweiterung der Stichworte, indem zur Ermittlung mögliche Variationen, Synonyme und alternative Schreibweisen (Burns & Grove, 2001) erfasst werden. Beispiel: „resistance training“, „strength exercise“, „strength training“, „older women“, „elderly women“, „female seniors“, „fat free mass“, „lean body mass“, „muscle size“, „muscle cross sectional area“, „muscle volume“ etc.

Verwendung von Keyword-Phrasen: Zusätzlich findet eine Suche nach Keyword-Phrasen statt, indem Suchbegriffe in doppelte Anführungszeichen gesetzt werden, bspw. „physical activity“ bzw. Verwendung des Fragezeichens (?): Suche nach alternativen Schreibweisen derselben Wörter oder der Singular- und Pluralform findet ebenfalls Anwendung. Beispiel: „wom?n“ (für woman oder women). Hinzu kommt die Verwendung des Asterisk (*): Auf diese Weise können alle relevanten Materialien erfasst werden, die dieselbe (Wort-)Wurzel verwenden. Beispiel: *menopaus**.

Verwendung Boolescher Operatoren: Weiteres Hilfsmittel ist die Verwendung der Booleschen Operatoren: AND, OR, NOT. Sie sollten großgeschrieben werden. Der Begriff AND kann verwendet werden, um die Suche zu präzisieren; OR, um die Suche zu erweitern; NOT, um Wörter oder Bedeutungen auszuschließen. Beispiele: („physical activity“ OR „training“ OR „exercise“) AND (LBM OR „lean mass“ OR „lean body mass“) AND (Postmenopaus* OR Post-menopaus*).

Verwendung von Filtern: Alternativ kann die Verwendung von Filtern, um die Ergebnisse einzugrenzen und zu verfeinern, genutzt werden. Je nach Datenbank existiert eine Vielzahl von Filtern, die sich bspw. auf Geschlecht, Alter, Publikationstyp, Zeitschriftenkategorie, Publikationssprache und Publikationsaktualität beziehen und die Flut der vorliegenden Literatur auf die gewünschte exakte Fragestellung eingrenzen.

Verwendung von Medical Subject Headings (MeSH): Verwendung von sowohl Freitext- als auch Betreffzeilen (z. B. Medical Subject Headings, MeSH). Betreffzeilen sind eine Reihe von beschreibenden Vokabeln, die in einer hierarchischen Struktur innerhalb einer Datenbank angeordnet sind. Medical Subject Headings (MeSH) sind Werkzeuge einiger Datenbanken (z. B. PubMed und Medline), mit denen der Leser die Datenbank nach Begriffen durchsucht, indem er sich die mit ähnlichen Artikeln verknüpften MeSH-Begriffe ansieht. Durch Eingabe von

„bone mineral density“ identifiziert PubMed Artikel mit den verwandten Begriffen „bone densities“, „density, bone“, „bone mineral density“, „bone mineral densities“, „density, bone mineral“, „bone mineral content“, „bone mineral contents“. Indem einem Suchbegriff der Suchfelddeskriptor [tiab] („title/abstract“) hinzugefügt wird, kann PubMed angewiesen werden, den Titel und den abstrakten Feldcode nach diesen Begriffen zu durchsuchen. Benutzt man weiterhin einen Suchfelddeskriptor wie [tw] („Textwort“), wird der Text zusätzlich nach den gewünschten Begriffen durchsucht.

Geeignete Datenbanken zur Literaturrecherche: Es existieren eine ganze Anzahl elektronischer Datenbanken, die sich jeweils mit bestimmten Forschungs- und Informationsbereichen befassen (Greenhalgh, 2015). Es ist daher zunächst wichtig zu ermitteln, welche Datenbanken für das Thema einschlägig relevant sind, da die erfolgreiche Suche in weiten Teilen durch die verwendete Datenbank bestimmt wird. Die klassische Suche in der wohl populärsten Datenbank MEDLINE allein wird in der Regel als nicht ausreichend angesehen, um eine vollständige Identifikation der einschlägigen, vorliegenden Literatur zu generieren (Dickersin et al., 1994).

- *MEDLINE:* Überwiegend Zugriff auf biomedizinische und biowissenschaftliche Fachzeitschriften seit dem Jahr 1946. (www.nlm.nih.gov).
- *PubMed:* Kostenlose Ressource überwiegend biomedizinischer Literatur mit kostenfreier Version von MEDLINE, die auch aktuelle Zitate enthält, die für MEDLINE noch nicht indiziert sind (https://www.ncbi.nlm.nih.gov/pubmed/).
- *Embase:* Fokus auf biomedizinischer Literatur. Umfasst mehr als 2900 Zeitschriften, die nicht von MEDLINE abgedeckt werden, Zugriff auf Daten bis zum Jahr 1947 (https://www.elsevier.com/solutions/embase-biomedical-research).
- *Scopus:* Sehr breite Übersicht über die Wissenschaften inklusive Technologie, Medizin, Sozial- und Geisteswissenschaften (https://www.scopus.com/search/form.uri?display=basic).
- *Web of Science:* Übergreifende Datenbank inklusive Social Science Citation Index (https://apps.webofknowledge.com/).
- *ScienceDirect:* Physikalische und Ingenieurwissenschaften, Biowissenschaften, Gesundheitswissenschaften (https://www.sciencedirect.com/)
- *Cochrane Library:* Datenbank mit Fokus auf das Gesundheitswesen (https://www.cochranelibrary.com/help/access).
- *SPORTDiscus:* Sportmedizinische Themen, Themen und Aspekte zu Ernährung, Physiotherapie, Arbeitsmedizin und -therapie, Bewegungsphysiologie und Kinesiologie (https://www.ebsco.com/products/research-databases/sportdiscus).

2.1.3 Bewertung der ermittelten Studien mittels Bewertungs-„Scores"

Die Einordnung der *methodischen* Qualität ist ein wichtiges Instrument zur Identifikation von systematischen Fehlern (BIAS), welche die Studienergebnisse verfälschen können. So wird bspw. berichtet, dass in klinischen Studien, in denen die Zuteilung nicht verborgen bleibt („allocation concealment") oder Assessoren, Therapeuten und Teilnehmer keiner Verblindung unterzogen werden, ein größerer Interventionseffekt entsteht (Egger et al., 1997). Auch aus diesem Grund ist die kritische Beurteilung der methodischen Qualität von Primärstudien ein wesentliches Merkmal, u. a. bei systematischen Reviews und Meta-Analysen (Pieter et al., 2020). Daneben dienen entsprechende Bewertungsschemata oft zur strukturierten Begutachtung, sind also (mit-)entscheidend für die Annahme oder Ablehnung einer Publikation bzw. die Einstufung einer wissenschaftlichen Arbeit oder eines Antrages. Es ist ratsam, sich bereits im Vorfeld der Berichterstattung, Publikation oder Antragsstellung mit unterschiedlichen Aspekten und Fragestellungen dieser Bewertungsschemata vertraut zu machen und darüber hinaus eng an der vorgegebenen Formulierung zu bleiben, um Missverständnisse zu vermeiden. Bei einigen Skalen werden beispielsweise keine Punkte vergeben, wenn nach genauem Lesen „die Möglichkeit" besteht, dass ein Kriterium nicht erfüllt wurde (Sherrington et al., 2000).

Im Weiteren werden mit dem Risk of Bias („ROB II") und dem Schema der Physiotherapy Evidence Database (PEDro) zwei Scores zur Erfassung der methodischen Studienqualität vorgestellt und erläutert (Kemmler et al., 2020a). Tab. 2.1 zeigt die im ROB II verwendeten BIAS Domänen, die Ursachen und Charakteristika, die Umsetzung in der Berichterstattung sowie die Kriterien ihrer Beurteilung als Zusammenfassung des englischen Originals (Higgins et al., 2019).

Insgesamt überprüft der ROB II somit sieben Kriterien, für die ein niedriges („low risk of bias"), ein unklares („unclear risk of bias") und hohes („high risk of bias") Risiko für einen der aufgeführten „BIAS" vergibt. Eine grafische Übersicht über die Anwendung des ROB II Bewertungssystems zeigt Abb. 2.2.

Die PEDro-Skala (Sherrington et al., 2000) mit insgesamt elf Kriterien erfasst primär die Bereiche Randomisierung bzw. interne Validität (Kriterien 2–9) und Interpretierbarkeit der Ergebnisse (Kriterien 10–11). Kriterium 1, welches sich auf die externe Validität bezieht, geht nicht in die PEDro-Punktezahl ein, sodass maximal zehn Punkte vergeben werden können (Tab. 2.2).

Tab. 2.1 ROB II: BIAS Domänen, Ursachen, Umsetzung sowie Kriterien ihrer Beurteilung (Higgins et al., 2019)

Selection Bias	Zufällige Sequenzerzeugung	Beschreibung der Allokationssequenz zur Generierung vergleichbarer Gruppen in ausreichendem Umfang[1]	Bias durch inadäquate Generierung der Randomisierungssequenz?
	Allocation concealment	Beschreibung der verdeckten Zuordnung in Gruppen in ausreichenden Details	Verdeckte Zuordnung der Teilnehmer in die Gruppen?
Performance Bias	Verblindung von Teilnehmern und Untersuchern	Beschreibung der Maßnahmen zur Verblindung, inklusive Ergebnisse zur Effektivität der Verblindung	Wussten Teilnehmer oder Untersucher um die Gruppenzugehörigkeit?
Detection Bias	Verblindung des Testpersonals	Beschreibung der Maßnahmen zur Verblindung, inklusive Ergebnisse zur Effektivität der Verblindung	War dem Testpersonal die jeweilige Gruppenzugehörigkeit der Teilnehmer bekannt?
Attrition Bias	Inkomplette Ergebnisse	Beschreibung der Vollständigkeit der Ergebnisse je Studienendpunkt; Gründe für fehlende Ergebnisse, Analyseprinzipien, Behandlung fehlender Daten	Anzahl und Relevanz fehlender Daten, Behandlung von Fehlwerten (z. B. Fallausschluss, Imputation)

(Fortsetzung)

Tab. 2.1 (Fortsetzung)

Reporting Bias	Selektive Berichterstattung	Alle in der Studienregistrierung (s. o.) genannten Studienendpunkte sind zu berichten	Wurde selektiv berichtet? Kamen Studienendpunkte hinzu oder wurden eliminiert?
Andere Bias	Attrition oder Survivorship Bias	Beschreibung weiterer Bias, die bislang nicht berichtet wurden	Liegen weitere systematische Fehler oder Verzerrungen vor?

[1] Werden relevante Einzelheiten zur Einschätzung eines Bias nicht ausreichend detailliert berichtet, lautet die Beurteilung des Bias-Risikos „unklar" (0 Punkte)

	Generierung der Randomisierungssequenz (Selection-Bias)	Verdeckte Gruppenzuteilung (Selection-Bias)	Verblindung von Teilnehmern und Studienpersonen	Verblindung von Endpunkterhebung (Detection-Bias)	Unvollständige Daten zu Endpunkten (Attrition-Bias)	Selektives Berichten zu Endpunkten (Reporting-Bias)	Andere Ursachen für Bias
Autor 1	−	?	−	−	−	?	?
Autor 2	+	?	?	?	?	+	?
Autor 3	?	?	−	?	−	+	?
Autor 4	+	+	+	?	+	+	?
Autor 5	+	+	?	+	+	+	?
Autor 6	?	+	?	?	+	?	?
Autor 7	?	?	+	−	+	?	?

−	Hohes Risiko
?	Unklares Risiko
+	Geringes Risiko

Abb. 2.2 Anwendung des ROB II zur Studienbewertung. (Eigene Grafik)

Tab. 2.2 PEDro-Skala: Kriterien mit Erläuterung

Kriterium	Ja	Nein	Wo
1. Die Ein- und Ausschlusskriterien wurden spezifiziert	Ja ☐	Nein ☐	Wo: ____
Erläuterung: Angabe (Liste, Nennung) der Eignungskriterien, mit der geeignete Teilnehmer/Patienten rekrutiert wurden			
2. Die Probanden wurden den Gruppen randomisiert zugeordnet (Bei crossover-Studien wurde die Abfolge der Behandlungen randomisiert zugewiesen)	Ja ☐	Nein ☐	Wo: ____
Wie wurden die Teilnehmer den Gruppen/Konditionen zugewiesen. Der Hinweis, dass ein Randomisierungsverfahren verwendet wurde, reicht aus. Wünschenswert sind allerdings ausführlichere Informationen			
3. Die Zuordnung zu den Gruppen erfolgte verborgen	Ja ☐	Nein ☐	Wo: ____
War die Zuordnung der Teilnehmer in die Gruppen für den Zuordnenden vorhersehbar?			
4. Zu Beginn der Studie waren die Gruppen bzgl. der wichtigsten prognostischen Indikatoren einander ähnlich	Ja ☐	Nein ☐	Wo: ____
Gibt es Unterschiede zwischen den Gruppen hinsichtlich von Größen, welche das Studienergebnis bzw. die wichtigsten Studien-Endpunkte beeinflussen können?			
5. Alle Probanden waren geblindet	Ja ☐	Nein ☐	Wo: ____
Die Teilnehmer wussten nicht, welcher Gruppe sie zugeordnet waren			
6. Alle Therapeuten/Innen, die eine Therapie durchgeführt haben, waren geblindet	Ja ☐	Nein ☐	Wo: ____
Die Therapeuten wussten nicht, welcher Teilnehmer welcher Gruppe zugeordnet war			
7. Alle Untersucher, die zumindest ein zentrales Outcome gemessen haben, waren geblindet	Ja ☐	Nein ☐	Wo: ____
Untersuchern, Messassistenten und anderen, die mit der Erfassung und Auswertung der Studienendpunkte betraut waren, ist die Gruppenzugehörigkeit nicht bekannt			
8. Von >85 % der ursprünglich den Gruppen zugeordneten Probanden wurde zumindest ein zentrales Outcome gemessen	Ja ☐	Nein ☐	Wo: ____
Die Daten der Studienendpunkte von mindestens 85 % der basal den Gruppen zugelosten Teilnehmer liegen vor. Bei Studien mit mehreren Messzeitpunkten müssen für mindestens einen Studienendpunkt die Daten für 85 % der Teilnehmer vorliegen			
9. Alle Probanden, für die Ergebnismessungen zur Verfügung standen, haben die Behandlung oder Kontrollanwendung wie zugeordnet bekommen oder es wurde zumindest ein zentrales Outcome durch eine „intention to treat" (ITT) Methode analysiert	Ja ☐	Nein ☐	Wo: ____

(Fortsetzung)

Tab. 2.2 (Fortsetzung)

Die Teilnehmer absolvierten tatsächlich die ihnen nach Zulosung zugewiesene Intervention (bzw. Kontrollanwendung). Eine Verletzung liegt bspw. vor, wenn ein Teilnehmer die Gruppe wechselte und seine Daten nicht für die initial zugeloste Gruppe analysiert werden. Das ITT Prinzip („once randomized always analyzed") analysiert die Teilnehmer generell nach initialer Zuteilung			
10. Für mindestens ein zentrales Outcome wurden die Ergebnisse statistischer Gruppenvergleiche berichtet	Ja ☐	Nein ☐	Wo: ____
Werden die statistischen Unterschiede („Effekt") zwischen den Gruppen für mindestens einen zentralen Studienendpunkt angegeben? Meist als Interaktion von Zeit × Gruppe			
11. Die Studie berichtet sowohl Punkt- als auch Streuungsmaße für zumindest ein zentrales Outcome	Ja ☐	Nein ☐	Wo: ____
Punktmasse sind hier als die Höhe des Interventionseffektes im Sinne von inter- oder intra-Gruppen -Differenzen, Streumaße als die korrespondierende Streuung (bspw. Standardabweichung, -fehler, Konfidenzintervall) zu verstehen. Eine Grafik mit entsprechenden Angaben reicht aus			

2.1.4 Interpretation und Implementierung der ermittelten Evidenzen

Hier muss im Detail geprüft und entschieden werden, ob und inwieweit die gewonnene Evidenz der Publikationen auf den vorliegenden Fall, sei es der Patient/Teilnehmer, die Sportgruppe oder – sieht man EbM als Ausgangspunkt eines Studien- oder Forschungsprojektes – auf die präferierte Fragestellung, übertragbar ist. In die Entscheidung, ob – auch bei hoher Evidenz der ausgewählten Publikationen – deren Vorgehensweise letztlich auch gewählt werden kann/soll, gehen unterschiedliche Aspekte ein, die hier ansatzweise aufgeführt werden.

- *Patienten/Studienteilnehmer:* Sind die Teilnehmer/Kohorten wirklich mit der Zielgruppe vergleichbar; werden vergleichbare Eligibilitätskriterien angelegt; liegen unterschiedliche Komorbiditäten oder Gruppenspezifitäten vor? Welche Präferenzen hat der Patient/Teilnehmer?
- *Studienendpunkte:* Sind die avisierten Studienendpunkte mit den gesichteten Literaturstudien vergleichbar, bzw. wurden sie über vergleichbare „tools" erfasst?
- *Intervention:* Ist die Intervention im vorliegenden Fall umsetzbar? Müssen relevante Änderungen des Interventionsprotokolls vorgenommen werden, die ggf. unterschiedliche Effekte generieren? Bereits geringe Variationen der

Belastungsinhalte oder -normativa des Trainingsprotokolls können zu unterschiedlichen Ergebnissen führen.

- *Ökonomisch, logistische Aspekte:* Können die Rahmenbedingungen der gesichteten Untersuchungen sichergestellt werden? Dies betrifft eine Vielzahl von Aspekten wie räumliche und personelle Ressourcen, Übungsleiterschlüssel, Kosten für Medikamente, Supplemente, Übungsstunden, Transfer, Verkehrsanbindung, Kosten-Nutzen-Verhältnis etc.
- *Risiko-/Nutzenverhältnis:* Ist die evidenzbasierte Intervention und/oder die Messung für meine avisierten Patienten-/Sport-/Studienteilnehmer unter Berücksichtigung der personellen Ressourcen (bspw. Studienarzt, Übungsleiterkompetenz) angemessen?

2.1.5 Adressierung der Fragestellung und Publikation

Nach Festlegung des Behandlungsplans, Trainingsprotokolls oder Interventionsprogramms (je nach Ausrichtung des Vorhabens) erfolgt die Evaluierung der Fragestellung mit systematischer Erfassung der Interventionsergebnisse und ggf. die Dokumentation in Datenbanken/Registern und/oder im Rahmen (frei) zugänglicher Publikationen. Liegt der Fokus in diesem Zusammenhang auf Forschungsvorhaben, ist die Anmeldung der Untersuchungen in geeigneten (Registrierungs-)Datenbanken (bspw. DRKS, Register ClinicalTrials.gov für klinische Studien) bereits vor Studienbeginn obligatorisch, insbesondere bei intendierter Veröffentlichung in anerkannten Zeitschriften. Bei der Wahl des „richtigen" Publikationsorgans sollten Standards wie „peer review" Verfahren (also gutachterbasierte Überprüfung) sowie Leserschaft und Reichweite und nicht zuletzt entstehende Kosten beachtet werden. Die Möglichkeit einer Open-Access Publikation bietet den Vorteil, dass sie für den Leser frei zugänglich und „downloadbar" ist. Im Gegenzug entstehen für den Autor nicht unerhebliche Publikationskosten, die nicht zwingend mit der Qualität der Zeitschrift korrelieren. Es empfiehlt sich daher im Vorfeld einer Veröffentlichung im Open Access Format (Übersicht im Directory of Open Access Journals (DOAJ)) oder mit optionaler Open Access Möglichkeit zu prüfen, inwieweit das Publikationsorgan über die einreichende Institution förderfähig ist.

2.2 Datenmanagement

Neben der besten externen, wissenschaftlichen Evidenz für Entscheidungen ist zunehmend die Frage zum Umgang und der Dokumentation von Daten – Datenmanagement – für die Scientific Community sowie im Hinblick auf Open Science relevant. Daher werden zunächst der abstrakte Begriff Datenmanagement erläutert und im Weiteren Leitlinien zum Datenmanagement, sowie Fragen zur Datensicherheit und zum Datenschutz kurz vorgestellt.

2.2.1 Was versteht man unter Datenmanagement?

Bevor auf den Begriff des Datenmanagements eingegangen wird, soll zunächst verdeutlicht werden, was unter *(Forschungs-)daten* im Kontext zu subsumieren ist. In Anlehnung an die Deutsche Forschungsgemeinschaft zählen zu Forschungsdaten ganz allgemein u. a. „Messdaten, Laborwerte, audiovisuelle Informationen, Befragungs- und Beobachtungsdaten, aber auch methodische Testverfahren, Fragebögen, Korpora, Software und Simulationsverfahren". Neuerdings und dies in einem zunehmenden Maße, kommen Daten aus neuer Informationstechnologie wie *Experience Sampling, Mobile Sensing,* Datenerfassung aus *Wearables* und *Ambient Monitoring* zum Tragen (Düking et al., 2020), was besondere Herausforderungen im Hinblick auf Datenqualität, Forschungsethik und Datenschutz stellt (RatSWD [Rat für Sozial- und Wirtschaftsdaten], 2020). All diese Daten werden im *Datenlebenszyklus* (Erstellung, Verarbeitung, Analyse, Archivierung, Zugang, Nachnutzung) aggregiert und unterliegen jeweils disziplinspezifischen Standards, Methoden und Infrastrukturen (Surkis & Read, 2015). Nach den Ausführungen des Rates für Sozial- und Wirtschaftsdaten (RatSWD [Rat für Sozial- und Wirtschaftsdaten], 2018, S. 5) bezeichnet *Datenmanagement* somit „alle im Zusammenhang mit Forschungsdaten durchzuführenden Tätigkeiten, die sich entlang des Datenlebenszyklus ergeben." Dabei sind insbesondere die Bereiche der Datendokumentation, Fragen zur rechtssicheren und forschungsethischen Verwendung von (Forschungs-)daten, die sichere und langfristige Aufbewahrung der Daten sowie die Sicherung und Nach- bzw. Weiternutzung der erhobenen Daten von Relevanz.

2.2.2 Leitlinien zum Forschungsdatenmanagement

In zunehmenden Maße werden daher von nationalen und internationalen Förderorganisationen im Hinblick auf langfristige Sicherung und Bereitstellung von Forschungsdaten, Nachvollziehbarkeit (Replikation) und Qualität wissenschaftlicher Befunde sowie öffentliche (Open Science) Wahrnehmung und Transparenz, Datenmanagement-Systeme bzw. Datenmanagement-Infrastruktur gefordert (u. a. Leitlinien zum Umgang mit Forschungsdaten der Deutschen Forschungsgemeinschaft vom 30.09.2015). Konkrete Anforderungen und Fragestellungen, wie solche Datenmanagement-Systeme oder Leitlinien aussehen können, wurden u. a. vom GESIS Leibniz-Institut für Sozialforschung und vom Rat für Sozial- und Wirtschaftsdaten vorgestellt (Jensen, 2012; RatSWD, 2018):

Zusammengefasst lassen sich drei zentrale Leitlinien für das Datenmanagement ableiten (siehe Leitlinien zum Umgang mit Forschungsdaten der DFG):

1. Bereits zu Projektbeginn ist zu klären, ob die erhobenen Forschungsdaten für andere Forschungskontexte und /oder Disziplinen relevant sind und inwieweit die Scientific Community insgesamt davon profitieren könnte.
2. Forschungsdaten sollten, soweit keine Rechte Dritter tangiert sind, zeitnah und öffentlich zur Verfügung gestellt werden (z. B. Open Access publizieren im Rahmen einer Open Science-Strategie).
3. Forschungsdaten sollten durch geeignete Dateninfrastruktursysteme überregional für mindestens zehn Jahre migriert und archiviert werden.

2.2.3 Datensicherheit und Datenschutz

Aktuelle „Hackerangriffe" auf Forschungseinrichtungen und Universitäten zeigen, dass der Datensicherheit eine essentielle Bedeutung und zukünftig eine noch größere Rolle zukommt. Nach Jensen (2012, S. 39) bezieht sich die *Datensicherheit* auf alle „technischen und organisatorischen Maßnahmen zum Schutz der physischen Daten vor ungeplanter Veränderung sowie der Verlust und Zerstörung durch menschliches und technische Fehler sowie durch Missbrauch oder höhere Gewalt." Fördermaßnahmen zur Unterstützung und zum Ausbau entsprechender Datensicherungssysteme werden daher u. a. durch verschiedene nationale und internationale Organisationen wie die Deutsche Forschungsgemeinschaft gefördert und sind wesentliche Bausteine im Kontext eines breit angelegten Datenmanagementprozesses. Im Gegensatz zur Datensicherheit sind beim *Datenschutz* die rechtlichen Implikationen im Umgang mit Daten adressiert. Diese sind in der entsprechenden europäischen Datenschutz-Verordnung (EU-Datenschutz-Grundverordnung), im Bundesdatenschutzgesetz bzw. in der Datenschutzgrundverordnung (DSGVO), in den Länderdatenschutzgesetzen sowie in weiteren bereichsspezifischen Verordnungen oder Regelungen festgehalten und sind bei öffentlichen Forschungsvorhaben zu berücksichtigen. So sind in Bezug auf personenbezogene Daten folgende Grundsätze relevant (https://dsgvo-gesetz.de/art-5-dsgvo/): Die Daten müssen nach Artikel 5 der DSGVO:

1. auf rechtmäßige Weise, nach Treu und Glauben und in einer für die betroffene Person nachvollziehbaren Weise verarbeitet werden,
2. für festgelegte, eindeutige und legitime Zwecke erhoben werden und dürfen nicht in einer mit diesen Zwecken nicht zu vereinbarenden Weise weiterverarbeitet werden,
3. dem Zweck angemessen und erheblich sowie auf das für die Zwecke der Verarbeitung notwendige Maß beschränkt sein,
4. sachlich richtig und erforderlichenfalls auf dem neuesten Stand sein; es sind alle angemessenen Maßnahmen zu treffen, damit personenbezogene Daten, die im Hinblick auf die Zwecke ihrer Verarbeitung unrichtig sind, unverzüglich gelöscht oder berichtigt werden,
5. in einer Form gespeichert werden, die die Identifizierung der betroffenen Personen nur so lange ermöglicht, wie es für die Zwecke, für die sie verarbeitet werden, erforderlich ist,
6. in einer Weise verarbeitet werden, die eine angemessene Sicherheit der personenbezogenen Daten gewährleistet, einschließlich Schutz vor unbefugter oder unrechtmäßiger Verarbeitung und vor unbeabsichtigtem Verlust, unbeabsichtigter Zerstörung oder unbeabsichtigter Schädigung durch geeignete technische und organisatorische Maßnahmen.

Big Data

3

3.1 Begriffsbestimmung und Potenzial

Seit ca. zehn Jahren kann man einen großen und ungebrochenen Hype um *„Big Data"* beobachten, auch wenn ein erster Peak erreicht und das öffentliche Interesse, bemessen an der Häufigkeit der Eingabe in der Suchmaschine Google, wieder leicht rückläufig zu sein scheint (Abb. 3.1). Eine ähnliche Entwicklung lässt sich auch an der jährlichen Anzahl an wissenschaftlichen Publikationen zum Thema „Big Data" laut der Datenbank Google Scholar ablesen – auch hier gab es einen rasanten Anstieg in den letzten zehn Jahren (von 3860 Publikationen im Jahr 2010 hin zu 185.000 Publikationen im Jahr 2018), der in den letzten zwei bis drei Jahren seinen vorübergehenden Höhepunkt erreicht hat und wieder rückläufig ist (Abb. 3.2).

Unter dem Begriff „Big Data" vereinen sich unterschiedliche Entwicklungen und Visionen aus Wissenschaft, Technik und Gesellschaft. So ist mit Big Data *erstens* ein großes Versprechen des technischen und wissenschaftlichen Fortschritts verbunden, der Gesellschaft, Technik und Wissenschaft in ungeahnten Ausmaßen verändern kann und wird. Es gehen damit auch große Hoffnungen einher, z. B. um mit Hilfe von Big Data die bestehenden Umwelt- und Klimaprobleme besser zu verstehen und diesen entgegenwirken zu können (Song et al., 2018). *Zweitens* werden mit Big Data wissenschaftstheoretische Fragen aufgeworfen, ob etablierte wissenschaftliche Herangehensweisen wie deduktiv-nomologische Erklärungen, experimentelle Forschungsdesigns und die herkömmliche Datenanalyse in Zukunft abgelöst werden durch Machine Learning, Algorithmen und Künstliche Intelligenz, die mit den gigantischen Datenmengen möglicherweise besser umgehen können als die herkömmlichen wissenschaftlichen Verfahren.

M. Fröhlich et al., *Small-N und Big-N-Data in der Sportwissenschaft,* essentials,
https://doi.org/10.1007/978-3-658-35511-1_3

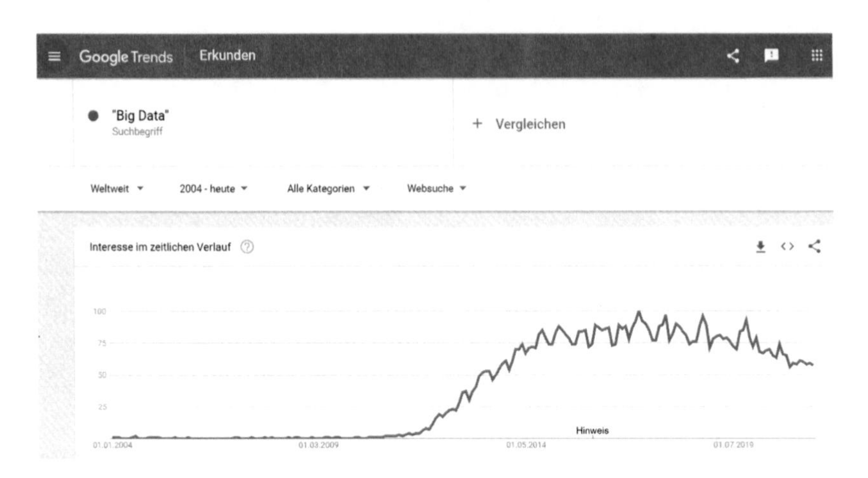

Abb. 3.1 Weltweite Entwicklung des Suchbegriffs „Big Data" in der Suchmaschine Google in den Jahren 2004 bis 2021, Stand 11.7.2021 (Screenshot)

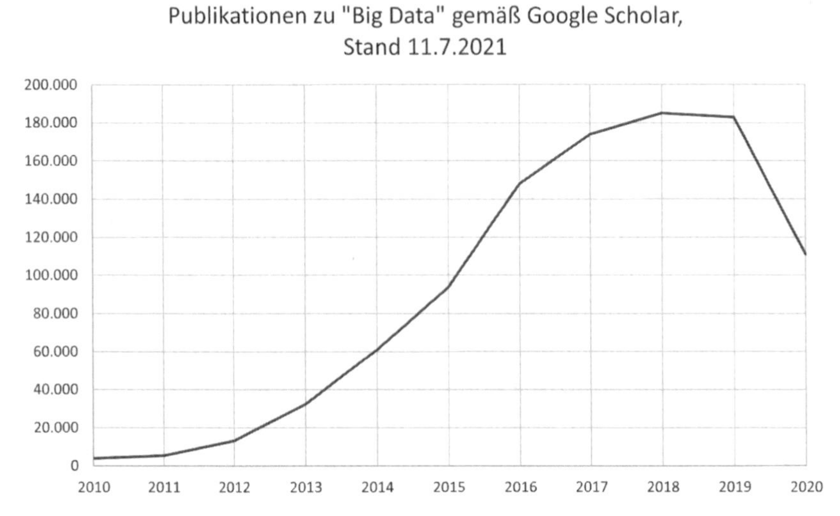

Abb. 3.2 Jährliche Anzahl an wissenschaftlichen Publikationen zu „Big Data" gemäß der Datenbank Google Scholar, Stand 11.7.2021. (Eigene Darstellung)

Und *drittens* ist mit Big Data auch, und das ist viel weniger visionär und „groß" gedacht, schlicht die Entwicklung gemeint, dass zunehmend digitale Methoden in der Wissenschaft an Bedeutung gewinnen – was überhaupt nichts Neues ist und sich schon seit vielen Jahrzehnten zeigt, aber mit den Entwicklungen insbesondere des Internets, der sozialen Medien und der Digitalisierung aller möglichen gesellschaftlichen Prozesse stark an Fahrt aufgenommen hat.

3.1.1 Was ist Big Data?

Zu Beginn steht die Frage, was unter „Big Data" zu verstehen ist. Der gängigste Zugang zu Big Data erfolgt über die drei VVV. Auch wenn mittlerweile noch viele weitere Vs vorgeschlagen werden und wurden, so beschreiben diese drei VVV nach wie vor die grundlegenden Eigenschaften von Big Data: *Volume, Velocity* und *Variety* (Ekbia et al., 2015; Mayerl, 2015). Mit *volume* ist die schiere Datenmenge gemeint, die Big Data umfasst bzw. zu umfassen verspricht (vieles spricht dafür, dass wir hier derzeit noch ganz am Anfang sind). Die potenziell extrem große Datenmenge macht Big Data auch vornehmlich zu „Big N". Das immense Ausmaß an sozio-technischen Daten stellt Wissenschaft und Technik vor Probleme der effizienten informationstechnischen Migration, Vernetzung, Speicherung und Verarbeitung, die in dieser Größenordnung noch vor zehn Jahren kaum vorstellbar waren. *Velocity* verweist auf die hohe Geschwindigkeit der Datenverarbeitung, die in vielen Bereichen bereits Datenanalysen und sich daraus ergebende Schlussfolgerungen bis hin zu Echtzeitanalysen zulassen. Und *Variety* schließlich beschreibt den Umstand, dass sozio-technische Daten aus zunehmend völlig unterschiedlichen Quellen verarbeitet und zusammengespielt werden. Hierzu zählen u. a. sämtliche öffentlich zugänglichen und z. T. auch zugangsbeschränkten Beiträge und Bereiche im Internet (inkl. Social Media wie Twitter, Facebook & Co.), Daten der öffentlichen Verwaltung, Kunden- und Konsumentendaten sowie andere Wirtschaftsdaten (inkl. Daten aus Automation und Robotik), Daten von Banken und Kreditinstituten, Organisationen und Verbänden, Gesundheitsdaten, Versicherungen, Verkehr, Kommunikation und Mobilfunk, Daten aus dem Internet der Dinge und von sämtlichen mit ihrer Umgebung kommunizierenden elektronischen Geräten, sämtliche Elektronik mit GPS-Tracking und Sensordaten, und so weiter. Variety meint aber auch, dass unterschiedliche Analyseebenen (Informationen über singuläre technische oder soziale Ereignisse, Individuen oder aggregierte Informationen zu Organisationen etc.), unterschiedliche Zeiträume und unterschiedliche räumliche Einheiten untersucht und kombiniert werden können.

Die oben skizzierten Big Data-Eigenschaften verbinden vier zentrale methodische Entwicklungen: Big Data-Verfahren gehören demnach *erstens* zum Kanon der digitalen und nicht-reaktiven Messmethoden (d. h. die untersuchten Analyseeinheiten sind sich der Messung nicht bewusst und können daher auch nicht bewusst auf die Messung einwirken; hierzu zählen unter anderem die Analyse von digitalen Verhaltensspuren und prozessproduzierten Daten), sie erfordern *zweitens* modernste Computertechnologie, häufig mit Großrechnern (Machine Learning etc.), sie basieren *drittens* auf der zunehmenden weltweiten digitalen Vernetzung (Stichwort „digitale Gesellschaft“) und sie erfordern *viertens* ein hohes Maß an Interdisziplinarität, da die Grenzen zwischen sozialen und digitalen Entitäten bzw. physischen und digitalen Gegenständen verschmelzen (Mayerl & Zweig, 2016). Letzteres ist auch an der Entstehung neuer Lehrstühle und (Sub-)Disziplinen wie *Sozioinformatik* bzw. *„social informatics“,* (Kling, 2007), *Computational Social Science* (Leitgöb & Wolbring, 2021), *Social Physics* (Pentland, 2014) oder schlicht *Data Science* (Galeano & Peña, 2019) abzulesen.

3.1.2 Potenzial von Big Data

Betrachtet man nun das Zusammenspiel aus Volume, Velocity und Variety, so wird schnell ersichtlich, welches Potenzial Big Data haben kann, um Gesellschaft, Technik und Wissenschaft (explizit die Sportwissenschaft) in ihren Grundfesten zu verändern. Es ist eine *neue Qualität an Daten,* wenn technische und soziale Informationen in beliebiger räumlicher und zeitlicher Skalierung über alle möglichen Analyseeinheiten aus allen möglichen sozio-technischen Quellen nahezu in Echtzeit zu einer gigantischen Datenmatrix verbunden werden (González-Bailón, 2013). Natürlich sind wir hier noch längst nicht so weit, denn verbunden sind damit auch ethische Fragen, Fragen des Datenschutzes, Fragen nach der technischen Realisierbarkeit der Speicherung und Verarbeitung einer solchen Datenmenge. Wenn heute also von Big Data-Analysen in der Wissenschaft gesprochen wird, dann sind damit stets kleine Ausschnitte aus dem Möglichkeitsraum gemeint, bedingt durch Einschränkungen der technischen und ethischen Realisierbarkeit.

Das Potenzial von Big Data besteht letztlich darin, dass die Entgrenzung von digitalen und physischen Gegenständen in einer digitalisierten Gesellschaft die herkömmlichen Forschungsmethoden (Fröhlich et al., 2020) an ihre Grenzen führen und Big Data-Analysen dieser Entwicklung, so die damit mehr oder weniger berichtigt verknüpfte Hoffnung, besser gerecht werden kann. Die potenzielle Erkenntnisgewinnung durch die neue Qualität an Datenmenge, Datenreichweite und v. a. Datenverknüpfung erscheint dabei vielversprechend: umfassende deskriptive Analysen, die bislang in dieser Breite und Tiefe unmöglich waren, erhöhte Prognosegenauigkeit sozio-technischer und gesellschaftlicher Phänomene, Echtzeitanalysen und eine multiperspektivische Methodik, die es auch erlaubt, klassische Forschungsmethoden (z. B. Umfragen mit Zufallsstichproben) mit automatisierten digitalen Methoden zu verbinden (eine Art „Triangulation" bzw. „mixed methods").

3.1.3 Anwendungsbeispiele in den Sozial- und Sportwissenschaften

Sozialwissenschaftliche Anwendungen von Big Data-Analysen erleben seit einigen Jahren eine besonders starke Beliebtheit im Bereich der Analyse von usergenerierter Kommunikation im World Wide Web. So liegen etwa Auswertungen von Twitter-Daten in Themenfeldern von Public Health, Wahlprognosen, Bewertungen von TV-Duellen, Anwendungen von Twitter-Daten als kollektive virtuelle Sensordaten für ein besseres Krisenmanagement bei Naturkatastrophen oder sozialen bzw. politischen Konflikten, Anwendungen in der Kriminologie bei der Verbindung von Twitter- mit Geodaten oder beispielsweise Untersuchungen des Wohlbefindens der Bevölkerung vor (Mayerl & Faas, 2019). Aber auch genuin sportwissenschaftliche Anwendungen – u. a. Bewegungs-, Haltungs-Funktionsanalysen – von Big Data-Verfahren liegen bereits in vielfältiger Weise vor (Dindorf et al., 2021a, b). So zeigen Memmert und Rein (2018) sowie (2019), wie Big Data in Verbindung mit Sensortechnologie (u. a. Positionsdaten von Spielern und Ball) im Profifußball für Spielanalysen eingesetzt werden kann. Dadurch erfolgt die Leistungsbewertung nicht mehr primär spielerorientiert, sondern das Interaktionsverhalten der Mannschaft rückt in den Fokus. Die Spielanalysen können dabei (v. a. perspektivisch) mit Hilfe von Machine Learning-Systemen unterschiedliche Datenquellen verbinden, u. a. physiologische und medizinische Daten, Trainingsdaten, Daten aus dem Scouting und Positions-Daten aus den Wettbewerben. Link (2018) beschäftigt sich mit der zunehmenden Bedeutung von *Sports Analytics,* d. h. akademischen und kommerziellen Sportdaten und deren Bedeutung für die Sportwissenschaft. Interessant ist insbesondere, welch unterschiedliche Interessensgruppen hier angesprochen werden. So profitiert nicht nur der Profi-Sport von dieser Entwicklung (Trainer, Athleten, medizinische Abteilung, Scouting etc.), sondern es werden auch akademische und wirtschaftliche

Interessen bedient (Medien, Sponsoren, IT-Unternehmen, Wettanbieter, Stadionbetreiber etc.). Mit solchen Big Data-Verfahren sind demnach auch sehr große kommerzielle Anreize weit über die eigentliche Anwendung in Sport und Wissenschaft hinaus verbunden, was auch Schwierigkeiten z. B. in Bezug auf wissenschaftliche Kriterien wie Transparenz, Replizierbarkeit und Open Science nach sich zieht. Jäger et al. (2018) betrachten das Anwendungspotenzial von Big Data aus medizinischer Perspektive bei Prävention und Rehabilitation, insbesondere für die individuelle Trainingstherapie im Zusammenspiel mit dem Einsatz von KI und Exoskeletten. Ding (2019) diskutiert weitere Anwendungsmöglichkeiten in der Sportwissenschaft, u. a. neue Möglichkeiten zur Aufdeckung von Dopingfällen und die Entwicklung und Optimierung einer individuell maßgeschneiderten Materialauswahl für AthletInnen, womit deutliche Leistungssteigerungen erzielt werden sollen. Baerg (2017) setzt sich zudem mit der potenziell leistungssteigernden, aber auch skeptischen oder ablehnenden Reaktion von AthletInnen auf das Big Data-Monitoring (u. a. Tracking und biometrische Daten) am Beispiel der NBA auseinander. Zu technologischen Innovationen und Big Data in der Sport- explizit in der Trainingswissenschaft – siehe Düking et al. (2020).

3.2 Erhebung und Analyse von Big Data

3.2.1 Datentypen und Datenquellen

Nach Trübner und Mühlichen (2019) können grob gefasst drei Datentypen von Big Data-Analysen unterschieden werden: *Metadaten, Transaktionsdaten* und *nutzergenerierte Daten.* Metadaten sind Daten, die während des Ablaufs digitaler Prozesse automatisiert erhoben werden. Hierzu zählen klassische Logdaten und technische Daten wie Browser, Betriebssystem, Bildschirmauflösung, aber auch sog. Paradaten. Unter Paradaten werden alle automatisch computergestützt generierten Daten *über* den Datenerhebungsprozess verstanden, was auch alle zusätzlich anfallenden Daten im Prozess konventioneller computergestützter Umfragen umfasst (Durrant & Kreuter, 2013). Hierzu zählen z. B. die Verweildauer auf einer Webseite (sog. time-stamps; auch als Antwortlatenzzeiten in Umfragen), Tastendruck- und Mausklick-Daten. Zu Transaktionsdaten zählen sämtliche administrative Daten und Kreditkartenabrechnungen, während nutzergenerierte Daten sämtliche digitalen Verhaltensspuren im Web 2.0 umfassen, insbesondere Einträge in Chats, Blogs, Youtube, Nutzerbewertungen auf ebay etc., Partner- und Urlaubsportale und natürlich Social Media-Portale wie Facebook, Twitter, Instagram etc.

Die Kombination und Vernetzung solch unterschiedlicher Datenquellen ist sicherlich das große Ziel von Big Data-Analysen. Damit einher geht die Einlösung der Forderung nach methodischer Triangulation, d. h., dass derselbe Gegenstand multiperspektivisch betrachtet werden kann und damit auch potenziell validere Ergebnisse erzielt werden, wenn methodenspezifische Verzerrungen isoliert werden können. Die Auswahl der zu betrachtenden Datentypen hat aber, und dem muss man sich stets bewusst sein, dann auch einen großen Einfluss auf die zu erzielenden Ergebnisse, mit entsprechenden „blinden Flecken“, wenn einzelne Datenquellen nicht berücksichtigt werden. Bereits die Auswahl infrage kommender Datentypen stellt damit den ersten Schritt der Reduktion des Möglichkeitsraumes hin zu konkreten empirischen Analysen dar. Und auch hier gilt, dass idealerweise eine systematische oder (besser noch) zufallsbasierte Auswahl der Datenquellen erfolgen müsste.

Konzentrieren wir uns beispielhaft auf nutzergenerierte Daten (Mayerl & Faas, 2019), so stellt sich zunächst die Frage nach der Bestimmung der Datenquellen nach Maßgabe der sachlichen Eingrenzung und der Definition der Zielpopulation. So muss zum einen die Auswahl der zu untersuchenden Social Media-Portale erfolgen. Dies sollte eine systematisch begründete Auswahl sein, man kann aber auch je nach Thema und Portalauswahl (z. B. diverse Chat-Portale) eine Zufallsauswahl realisieren, um die Möglichkeit der Anwendung von Inferenzstatistik zu realisieren. Ist das Portal beziehungsweise sind die Portale gewählt, so muss im nächsten Schritt eine Auswahl der Beiträge erfolgen, was idealiter wiederum über eine Vollerhebung oder eine Zufallsstichprobe erfolgt. Bereits hier wird deutlich, dass es sich bei Big Data-Analysen immer um komplexe mehrstufige Auswahlverfahren (‚Sampling-Verfahren‘) handelt.

Die räumliche und zeitliche Abgrenzung der erhebungsbezogenen Grundgesamtheit ist nach der Wahl der Datenquellen zu bestimmen. Zu beachten ist dabei die daraus resultierende Aussagekraft der Datenanalyse. Dass mit Social Media-Analysen keine bevölkerungsrepräsentativen Ergebnisse erzielt werden können, muss stets mitbedacht werden, wenn nur ca. ein Drittel der Bevölkerung wöchentlich auf Facebook und unter 5 % auf Twitter aktiv ist (Mayerl & Faas, 2019, S. 1035).

3.2.2 Datengewinnung

Die Extraktion der Daten erfolgt je nach Datenquelle auf unterschiedlichste Weise. Inhalte von Web 2.0-Daten können mittels „Webscraping“, „Crawlern“ und Benutzeroberflächen (sog. API: „Application Programming Interface“) erhoben werden.

So wird nach Festlegung auf Suchbegriffe oder Wortkombinationen ein Pool an Informationseinheiten für den nächsten Analyseschritt gezogen. Häufig müssen nach der automatisierten Auswahl an Informationseinheiten noch manuell ungeeignete Einheiten ausgeschlossen werden, wenn z. B. Suchbegriffe in anderen inhaltlichen Kontexten (oder z. B. auch ironisch gemeinten Kontexten) auftreten.

3.2.3 Analyseverfahren und Datenbereinigung

Nach der Bestimmung des Pools an Informationseinheiten erfolgt erst die eigentliche Datenanalyse. Dies kann mittels Verfahren der digitalen (halb-) automatisierten Inhaltsanalyse (hierzu zählt auch das sog. Topic Modeling) erfolgen, aber auch über komplexe Verfahren des Machine Learning (Molina & Garip, 2019) und angrenzende Verfahren der künstlichen Intelligenz. Bei überschaubaren Datengrößen kann natürlich auch weiterhin das konventionelle statistische Werkzeug der deskriptiven und schließenden Statistik Verwendung finden.

3.3 Methodologische Herausforderungen und Einschränkungen

Mit dem Einsatz von Big Data-Verfahren geht eine Vielzahl von methodologischen und forschungsethischen Herausforderungen und Problemen einher (Mayerl, 2015; Trübner & Mühlichen, 2019). Einige wenige Diskussionspunkte werden nachfolgend skizziert.

3.3.1 Wissenschaftstheoretische Implikationen

Eine grundlegend methodologische Diskussion ergibt sich mit Big Data als „data driven“ Verfahren. Anderson (2008) hatte bereits 2008 „The End of Theory“ heraufbeschworen. Gemeint ist damit die Abkehr von einer deduktiv-nomologischen Forschungslogik ganz im Sinne des kritischen Rationalismus, der zufolge empirische Analysen immer problem- und theoriegeleitet sind (‚man kann nur beobachten, wenn man weiß, was man beobachten möchte‘). Durch Experimente oder Beobachtungen gewonnene empirische Analysen verhelfen dann in der klassischen Sichtweise der Falsifikation oder vorläufigen Bestätigung von möglichst universellen theoretischen Hypothesen. Big Data dreht dies jedoch, radikal zu Ende gedacht, geradezu ins Gegenteil um: Die schiere Menge an

Daten wird automatisiert nach komplexen (korrelativen) Mustern durchsucht, aus denen sich dann Prognosen oder nachträgliche Erklärungen ableiten lassen. Möglich machen dies KI-Systeme und Verfahren des Machine Learning. Aber welche Form von „Erklärung" erfolgt hier, wenn der eigentliche kausale Mechanismus unbekannt bleibt? In der empirischen Sozialforschung wird dieses Problem schon seit den 1980er-Jahren diskutiert, z. B. dass Regressionsmodelle überkomplex und letztlich fehlspezifiziert sind, wenn ein Regressionsmodell theorielos zahllose Kontrollvariablen aufnimmt, nur um die „Erklärungskraft" im Sinne eines möglichst hohen R^2 zu erhöhen. In der Strukturgleichungsmodellierung spricht man in diesem Zusammenhang von einem sog. „Overfitting" – Kausalmodelle werden dann nur noch „data driven" mit zusätzlichen von der Software vorgeschlagenen Kausaleffekten erweitert, bis das Modell perfekt zu den Daten passt; mit dem Preis, und das ist hier entscheidend, dass solche Modelle nur noch zu genau diesen Daten passen und nicht mehr verallgemeinerbar sind. Universelle Erklärungen müssen aber über die einzelne Datensituation hinaus im Kern aus einer theoretischen Überlegung abgeleitet sein. Insofern sind solche rein datengetriebenen „Erklärungen" wissenschaftlich leer. Die eigentliche Antwort auf die Frage nach einer Erklärung bleibt dann aus. Man weiß nicht, warum X zu Y führt, man weiß nur, dass es den Daten folgend so zu sein scheint. Dies widerspricht auch fundamental der Idee der abnehmenden Abstraktion, der zufolge gilt: Modelliere so einfach wie möglich und so realistisch wie nötig. Die Einfachheit geht dann verloren und die Modelle sind überkomplex.

3.3.2 Wissenschaftliche Standards von Big Data

Die allermeisten Daten, die bei Big Data-Analysen verwendet werden, waren ursprünglich nie dafür gedacht, Teil einer wissenschaftlichen Analyse zu werden. Dies bedeutet, dass die Datenquellen bei deren Generierung nicht nach Kriterien des Vermeidens von systematischen und zufälligen Verzerrungen in den Messdaten, d. h. nach möglichst hoher Validität und Reliabilität, erhoben wurden. Auch die Repräsentativität von solchen Datenquellen ist höchst problematisch, verstärkt durch Selbstselektion, Nonresponse, fehlender Zuordnungsmöglichkeit der Daten zu Individuen oder anderen klar definierbaren Entitäten (z. B. social bots, fake accounts, Mehrfachaccounts etc.). Gravierend ist zudem die Frage nach der Intersubjektivität der Ergebnisse, d. h. nach der Transparenz und Replizierbarkeit. Werden die gigantischen Datenmengen allen zugänglich sein? Lässt sich das Ergebnis eines KI-Algorithmus überhaupt nachvollziehen und nachprüfen? In Zeiten der zunehmenden Forderung nach „Open Science"-Praktiken kann Big

Data in einem Spannungsverhältnis zu dieser Entwicklung stehen, im besten Fall aber auch zur Stärkung von Open Science führen, wenn alle Verfahren transparent nachvollziehbar bleiben und der digitale Zugang zu allen Prozessen der Datenerhebung und Datenanalyse besser realisiert wird als bislang.

3.3.3 Informationstechnische Verarbeitung und Forschungsethik

Die gigantische Datenmenge von Big Data erfordert sicherlich neue Verfahren der Datenspeicherung und Datenanalyse (z. B. Machine Learning, KI etc.). Herkömmliche Verfahren mit Statistik-Software am Computer im „Datenlab" werden dann bei entsprechendem Datenvolumen nicht mehr möglich sein. Dies betrifft aber auch die oben aufgegriffene Frage nach Fragen von Open Science: Können Big Data-Analysen überhaupt repliziert werden, wenn für entsprechende Rechenoperationen Cluster an Großrechnern benötigt werden, zu denen nur die wenigsten Personen Zugang haben? Ein Schlüssel liegt sicherlich in der notwendigen Kollaboration mit anderen Disziplinen, insbesondere der Informatik.

Mit Big Data sind viele Mythen und Dystopien eines „gläsernen Menschen" verbunden. Auch wenn die allumfassende Datenverknüpfung und die drohende „Big Brother"-Metapher unberechtigt sein mögen, so betreffen solche Ängste natürlich einzelne berechtigte forschungsethische Fragen. Die Nutzung von Big Data betrifft viele forschungsethische und datenschutzrechtliche Aspekte sowie Fragen nach der informationellen Selbstbestimmung (Weinhardt, 2020). Haben Personen beispielsweise eingewilligt, dass deren z. T. individuell zuzuordnenden Daten verwendet werden (‚informed consent')? Wie schützen wir uns vor Überwachung? Und wie vor Täuschungen, insbesondere in Zeiten von „Fake News"? Wie fallen Entscheidungen aus, wenn KI-Algorithmen genau solche „Fake News" als Datengrundlage verwenden? Eine große Herausforderung ist die Entwicklung von Big Data sicherlich auch für die universitären Ethikkommissionen, die letztlich die forschungsethischen Konsequenzen abschätzen müssen, dies aber im digitalen Zeitalter ein äußerst komplexes Unterfangen ist.

„Big Data" ist, wie dargelegt, mit vielen offenen Fragen nach deren wissenschaftlicher Nutzbarkeit und wissenschaftlichen Datenqualität verbunden. Big Data bedeutet auch nicht das Ende der herkömmlichen wissenschaftlichen Methodik, sondern sollte als eine sinnvolle methodische Ergänzung betrachtet werden. Analysen, die etablierte Datenerhebungsverfahren zusammen mit neuen Big Data-Systemen der Datenvernetzung einsetzen, können und werden sicherlich neue bahnbrechende wissenschaftliche Erkenntnisse liefern. Es liegt dann an uns selbst, wie Big Data ausgestaltet wird und wie Transparenz und Replizierbarkeit in Zukunft in der Wissenschaft gewährleistet und ermöglicht werden – vielleicht sogar noch mehr, als es im Moment der Fall ist, wenn man die aktuelle Debatte um die Replikationskrise in den Wissenschaften (Loken & Gelman, 2017) betrachtet.

Was Sie aus diesem *essential* mitnehmen können

- Einführung in Single-Case-Designs und deren Datenanalyse
- Grundlegende Informationen zur evidenzbasierten Praxis sowie zum Datenmanagement
- Potenzial von Big Data sowie methodologische Herausforderungen im Umgang mit Big Data

M. Fröhlich et al., *Small-N und Big-N-Data in der Sportwissenschaft*, essentials,
https://doi.org/10.1007/978-3-658-35511-1

Literatur

Anderson, C. (2008). The end of theory: The data deluge makes the scientific method obsolete. *Wired magazine, 16*(7), 16–17.

Backman, C. L., Harris, S. R., Chisholm, J. A., & Monette, A. D. (1997). Single-subject research in rehabilitation: A review of studies using AB, withdrawal, multiple baseline, and alternating treatments designs. *Archives of Physical Medicine and Rehabilitation, 78*(10), 1145–1153.

Baerg, A. (2017). Big data, sport, and the digital divide: Theorizing how athletes might respond to big data monitoring. *Journal of Sport and Social Issues, 41*(1), 3–20.

Barlow, D. H., & Hayes, S. C. (1979). Alternating treatments design: One strategy for comparing the effects of two treatments in a single subject. *Journal of Applied Behavior Analysis, 12*(2), 199–210.

Berger, J., Ludwig, O., Becker, S., Kemmler, W., & Fröhlich, M. (2021). Effects of an 8-week whole-body electromyostimulation training on cycling performance, back pain, and posture of a 17-year-old road cyclist. *International Journal of Athletic Therapy and Training, 26*(2), 96–100.

Bortz, J., Lienert, G. A., & Boehnke, K. (2000). *Verteilungsfreie Methoden in der Biostatistik.* Springer.

Brossart, D. F., Parker, R. I., Olson, E. A., & Mahadevan, L. (2006). The relationship between visual analysis and five statistical analyses in a simple AB single-case research design. *Behavior Modification, 30*(5), 531–563.

Bulté, I., & Onghena, P. (2013). The single-case data analysis package: Analysing single-case experiments with R software. *Journal of Modern Applied Statistical Methods, 12*(2), 28.

Burns, N., & Grove, S. K. (2001). *The practise of nursing research: Conducting, critique, and utilization.* WB Saunders.

Chen, M., Hyppa-Martin, J. K., Reichle, J. E., & Symons, F. J. (2016). Comparing single case design overlap-based effect size metrics from studies examining speech generating device interventions. *American Journal on Intellectual and Developmental Disabilities, 121*(3), 169–193.

Cohen, J. (1988). *Statistical power analysis for the behavioral sciences.* Lawrence Erlbaum Associates.

Crowe, S., Cresswell, K., Robertson, A., Huby, G., Avery, A., & Sheikh, A. (2011). The case study approach. *BMC Medical Research Methodology, 11*(1), 100.

M. Fröhlich et al., *Small-N und Big-N-Data in der Sportwissenschaft,* essentials, https://doi.org/10.1007/978-3-658-35511-1

DeCarlo, L. T., & Tryon, W. W. (1993). Estimating and testing autocorrelation with small samples: A comparison of the C-statistic to a modified estimator. *Behaviour Research and Therapy, 31*(8), 781–788.

Dickersin, K., Scherer, R., & Lefebvre, C. (1994). Identifying relevant studies for systematic reviews. *British Medical Journal, 309*(6964), 1286–1291.

Dindorf, C., Konradi, J., Wolf, C., Taetz, B., Bleser, G., Huthwelker, J., et al. (2021a). General method for automated feature extraction and selection and its application for gender classification and biomechanical knowledge discovery of sex differences in spinal posture during stance and gait. *Computer Methods in Biomechanics and Biomedical Engineering, 24*(3), 299–307.

Dindorf, C., Teufl, W., Taetz, B., Becker, S., Bleser, G., & Fröhlich, M. (2021b). Feature extraction and gait classification in hip replacement patients on the basis of kinematic waveform data. *Biomedical Human Kinetics, 13*(1), 177–186.

Ding, P. (2019). *Application of big data in sports science and reflections.* Paper presented at the Journal of Physics: Conference Series.

Döring, N., & Bortz, J. (2016). *Forschungsmethoden und Evaluation in den Sozial- und Humanwissenschaften.* Springer.

Düking, P., Fröhlich, M., & Sperlich, B. (2020). Technologische Innovation in der Trainingswissenschaft: Digitalgestützte Trainingssteuerung mittels tragbarer Sensorik. In A. Güllich & M. Krüger (Hrsg.), *Bewegung, Training, Leistung und Gesundheit* (S. 1–8). Springer.

Durrant, G., & Kreuter, F. (2013). Editorial: The use of paradata in social survey research. *Journal of the Royal Statistical Society: Series A (Statistics in Society), 176*(1), 1–3.

Egger, M., Davey Smith, G., Schneider, M., & Minder, C. (1997). Bias in meta-analysis detected by a simple, graphical test. *British Medical Journal, 315*(7109), 629–634.

Ekbia, H., Mattioli, M., Kouper, I., Arave, G., Ghazinejad, A., Bowman, T., et al. (2015). Big data, bigger dilemmas: A critical review. *Journal of the Association for Information Science and Technology, 66*(8), 1523–1545.

Fröhlich, M., Emrich, E., Pieter, A., & Stark, R. (2009). Outcome effects and effects sizes in sport sciences. *International Journal of Sports Science and Engineering, 3*(3), 175–179.

Fröhlich, M., Mayerl, J., Pieter, A., & Kemmler, W. (2020). *Einführung in die Methoden, Methodologie und Statistik im Sport*. Springer Spektrum.

Galeano, P., & Peña, D. (2019). Data science, big data and statistics. *TEST, 28*(2), 289–329.

González-Bailón, S. (2013). Social science in the era of big data. *Policy and Internet, 5*(2), 147–160.

Greenhalgh, T. (2015). *Einführung in die evidenzbasierte Medizin.* Huber.

Hecksteden, A., Faude, O., Meyer, T., & Donath, L. (2018). How to construct, conduct and analyze an exercise training study? *Frontiers in Physiology, 09*, 1007.

Hedges, L. V., Pustejovsky, J. E., & Shadish, W. R. (2013). A standardized mean difference effect size for multiple baseline designs across individuals. *Research Synthesis Methods, 4*(4), 324–341.

Higgins, J. P. T., Thomas, J., Chandler, J., Cumpston, M., Li, T., Page, M. J., et al. (2019). *Cochrane handbook for systematic reviews of interventions.* Wiley.

Jäger, M., Mayer, C., Hefter, H., Siebler, M., & Kecskeméthy, A. (2018). Big Data und maschinelles Lernen bei Prävention und Rehabilitation. *Orthopäde, 47*(10), 826–833.

Jensen, U. (2012). *Leitlinien zum Management von Forschungsdaten: Sozialwissenschaftliche Umfragedaten.* GESIS – Leibniz-Institut für Spozialforschung.

Kemmler, W., Fröhlich, M., Pieter, A., & Mayerl, J. (2020a). Evidenz und evidenzbasierte Praxis. In M. Fröhlich, A. Pieter, J. Mayerl, & W. Kemmler (Hrsg.), *Einführung in die Methoden, Methodologie und Statistik im Sport* (S. 109–127). Springer.

Kemmler, W., Pieter, A., Mayerl, J., & Fröhlich, M. (2020b). Literaturrecherche, Datenbanken und Informationssysteme. In M. Fröhlich, J. Mayerl, A. Pieter, & W. Kemmler (Hrsg.), *Einführung in die Methoden, Methodologie und Statistik im Sport* (S. 129–132). Springer.

Kinugasa, T., Cerin, E., & Hooper, S. (2004). Single-subject research designs and data analyses for assessing elite athletes' conditioning. *Sports Medicine, 34*(15), 1035–1050.

Kling, R. (2007). What is social informatics and why does it matter? *The Information Society, 23*(4), 205–220.

Krasny-Pacini, A., & Evans, J. (2018). Single-case experimental designs to assess intervention effectiveness in rehabilitation: A practical guide. *Annals of Physical and Rehabilitation Medicine, 61*(3), 164–179.

Kratochwill, T. R., Hitchcock, J. H., Horner, R. H., Levin, J. R., Odom, S. L., & Rindskopf, D. M., et al. (2010). Single-case designs technical documentation. *Retrieved from What Works Clearinghouse website:* http://ies.ed.gov/ncee/wwc/pdf/wwc_scd.pdf.

Kratochwill, T. R., Hitchcock, J. H., Horner, R. H., Levin, J. R., Odom, S. L., Rindskopf, D. M., et al. (2013). Single-case intervention research design standards. *Remedial and Special Education, 34*(1), 26–38.

Leitgöb, H., & Wolbring, T. (2021). Die Methoden der sozialwissenschaftlichen Datenerhebung im digitalen Zeitalter. In T. Wolbring, H. Leitgöb, & F. Faulbaum (Hrsg.), *Sozialwissenschaftliche Datenerhebung im digitalen Zeitalter* (S. 7–43). Springer.

Lenz, A. S. (2013). Calculating effect size in single-case research: A comparison of nonoverlap methods. *Measurement and Evaluation in Counseling and Development, 46*(1), 64–73.

Link, D. (2018). Sports Analytics. Wie aus (kommerziellen) Sportdaten neue Möglichkeiten für die Sportwissenschaft entstehen. *German Journal of Exercise and Sport Research, 48*(1), 13–25.

Lobo, M. A., Moeyaert, M., Baraldi Cunha, A., & Babik, I. (2017). Single-case design, analysis, and quality assessment for intervention research. *Journal of Neurologic Physical Therapy, 41*(3), 187–197.

Loken, E., & Gelman, A. (2017). Measurement error and the replication crisis. *Science, 355*(6325), 584–585.

Mangold, S. (2011). *Single-subject research design.* http://www.springer.com/978-3-642-172 01-4. *Download („Online Special") zu: Evidenzbasiertes Arbeiten in der Physio- und Ergotherapie. Reflektiert – Systematisch – Wissenschaftlich fundiert.* Springer Medizin.

Manolov, R., & Solanas, A. (2009). Percentage of nonoverlapping corrected data. *Behavior Research Methods, 41*(4), 1262–1271.

Manolov, R., Losada, J. L., Chacón-Moscoso, S., & Sanduvete-Chaves, S. (2016). Analyzing two-phase single-case data with non-overlap and mean difference indices: Illustration, software tools, and alternatives. *Frontiers in Psychology, 7*, 32.

Mayerl, J. (2015). Bedeutet ‚Big Data' das Ende der sozialwissenschaftlichen Methodenforschung. *Soziopolis,* http://www.soziopolis.de/beobachten/wissenschaft/artikel/bedeutet-big-data-das-ende-der-sozialwissenschaftlichen-methodenforschung/.

Mayerl, J., & Faas, T. (2019). Quantitative Analyse von Twitter und anderer usergenerierter Kommunikation. In N. Baur & J. Blasius (Hrsg.), *Handbuch Methoden der empirischen Sozialforschung* (S. 1027–1040). Springer.

Mayerl, J., & Zweig, K. A. (2016). Digitale Gesellschaft und Big Data: Thesen zur Zukunft der Soziologie. *Berliner Debatte Initial, 27*(4), 77–83.

Memmert, D., & Raabe, D. (2019). *Revolution im Profifußball. Mit Big Data zur Spielanalyse 4.0.* Springer.

Memmert, D., & Rein, R. (2018). Match analysis, big data and tactics: Current trends in elite soccer. *German Journal of Sports Medicine, 69*(3), 65–72.

Moher, D., Schulz, K. F., & Altman, D. G. (2001). The CONSORT statement: Revised recommendations for improving the quality of reports of parallel-group randomised trails. *Lancet, 357*, 1191–1194.

Moher, D., Liberati, A., Tetzlaff, J., & Altman, D. G. (2009). Preferred reporting items for systematic reviews and meta-analyses: The PRISMA statement. *PLOS Medicine, 6*(7), 1–5.

Molina, M., & Garip, F. (2019). Machine learning for sociology. *Annual Review of Sociology, 45*, 27–45.

Morgan, D. L., & Morgan, R. K. (2001). Single-participant research design: Bringing science to managed care. *American Psychologist, 56*(2), 119–127.

Parker, R. I., Hagan-Burke, S., & Vannest, K. (2007). Percentage of all non-overlapping data (PAND): An alternative to PND. *The Journal of Special Education, 40*(4), 194–204.

Parker, R. I., Vannest, K. J., Davis, J. L., & Sauber, S. B. (2011). Combining nonoverlap and trend for single-case research: Tau-U. *Behavior Therapy, 42*(2), 284–299.

Pentland, A. (2014). *Social physics: How good ideas spread-the lessons from a new science.* Penguin.

Pieter, A., Fröhlich, M., Mayerl, J., & Kemmler, W. (2020). Metaanalysen. In M. Fröhlich, J. Mayerl, A. Pieter, & W. Kemmler (Hrsg.), *Einführung in die Methoden, Methodologie und Statistik im Sport* (S. 133–144). Springer.

Pospeschill, M., & Siegel, R. (2018). *Methoden für die klinische Forschung und diagnostische Praxis.* Springer.

Price, P. C., Jhangiani, R. S., & Chiang, I.-C.A. (2015). *Research methods in psychology – 2nd Canadian Edition.* BCcampus.

RatSWD [Rat für Sozial- und Wirtschaftsdaten]. (2018). *Forschungsdatenmanagement in den Sozial-, Verhaltens- und Wirtschaftswissenschaften – Orientierungshilfen für die Beantragung und Begutachtung datengenerierender und datennutzender Forschungsprojekte.* Rat für Sozial- und Wirtschaftsdaten (RatSWD).

RatSWD [Rat für Sozial- und Wirtschaftsdaten]. (2020). *Datenerhebung mit neuer Informationstechnologie. Empfehlungen zu Datenqualität und -management, Forschungsethik und Datenschutz.* Rat für Sozial- und Wirtschaftsdaten (RatSWD).

Sackett, D., Richardson, W., Rosenberg, W., & Haynes, B. (1997). *Evidence-based medicine: How to practice and teach EBM*. Churchill-Livingston.

Scruggs, T. E., & Mastropieri, M. A. (1998). Summarizing single-subject research: Issues and applications. *Behavior Modification, 22*(3), 221–242.

Sherrington, C., Herbert, R. D., Maher, C. G., & Moseley, A. M. (2000). PEDro. A database of randomized trials and systematic reviews in physiotherapy. *Manual Therapy, 5*(4), 223–226.

Smith, J. D. (2012). Single-case experimental designs: A systematic review of published research and current standards. *Psychological Methods, 17*(4), 510–550.

Song, M.-L., Fisher, R., Wang, J.-L., & Cui, L.-B. (2018). Environmental performance evaluation with big data: Theories and methods. *Annals of Operations Research, 270*(1), 459–472.

Surkis, A., & Read, K. (2015). Research data management. *Journal of the Medical Library Association, 103*(3), 154–156.

Tate, R. L., Perdices, M., Rosenkoetter, U., McDonald, S., Togher, L., Shadish, W., et al. (2016a). The single-case reporting guideline in behavioural interventions (SCRIBE). *Archives of Scientific Psychology, 4*(1), 10–31.

Tate, R. L., Perdices, M., Rosenkoetter, U., Shadish, W., Vohra, S., Barlow, D. H., et al. (2016b). The single-case reporting guideline in behavioural interventions (SCRIBE) 2016 Statement. *Physical Therapy, 96*(7), e1–e10.

Trübner, M., & Mühlichen, A. (2019). Big Data. In N. Baur & J. Blasius (Hrsg.), *Handbuch Methoden der empirischen Sozialforschung* (S. 143–158). Springer.

Tryon, W. W. (1982). A simplified time-series analysis for evaluating treatment interventions. *Journal of Applied Behavior Analysis, 15*(3), 423–429.

Turner, H. M., & Bernard, R. M. (2006). Calculating and synthesizing effect sizes. *Contemporary Issues in Communication Science and Disorders, 33*(Spring), 42–55.

Vannest, K. J., & Ninci, J. (2015). Evaluating intervention effects in single-case research designs. *Journal of Counseling & Development, 93*(4), 403–411.

Weinhardt, M. (2020). Ethical issues in the use of big data for social research. *Historical Social Research, 45*(3), 342–368.

What Works Clearinghouse. (2020). *Standards handbook. Version 4.1.* Institute of Education Sciences.

Printed in the United States
by Baker & Taylor Publisher Services